YOGA

para el mundo de hoy

Si este libro le ha interesado y desea que lo mantengamos informado de nuestras publicaciones, escríbanos indicándonos qué temas son de su interés (Astrología, Autoayuda, Naturismo, Nuevas terapias, Espiritualidad, Tradición, Qigong, PNL, Psicología práctica, Tarot...) y gustosamente lo complaceremos.

Puede contactar con nosotros en
comunicacion@editorialsirio.com

Diseño de portada: Editorial Sirio, S.A.

© de la edición original
Ramiro A. Calle Capilla

© de la presente edición

EDITORIAL SIRIO, S.A.
C/ Panaderos, 14
29005-Málaga
España

EDITORIAL SIRIO
Nirvana Libros S.A. de C.V.
Camino a Minas, 501
Bodega nº 8 , Col. Arvide
Del.: Alvaro Obregón
México D.F., 01280

ED. SIRIO ARGENTINA
C/ Paracas 59
1275- Capital Federal
Buenos Aires
(Argentina)

www.editorialsirio.com
E-Mail: sirio@editorialsirio.com

I.S.B.N.: 978-84-7808-584-2
Depósito Legal: B-26.860-2009

Impreso en los talleres gráficos de Romanya/Valls
Verdaguer 1, 08786-Capellades (Barcelona)

Printed in Spain

Ramiro Calle

YOGA
para el mundo de hoy

editorial Sirio, s.a.

«Enciende tu propia lámpara».

(Buda)

Agradecimientos

Siempre estoy muy agradecido a Jesús Fonseca, Miguel Ángel Calle, Federico Antonio Sánchez, Juan Castilla, Roberto Majano y Paulino Monje por el apoyo y amistad que me dispensan.

INTRODUCCIÓN

El cuerpo y la mente son dos instrumentos que se pueden desarrollar y perfeccionar. Sin apegarse a ellos ni por ellos obsesionarse, la persona puede cuidarlos, atenderlos y mejorarlos. Hay una energía que los anima y que también puede ser aumentada, sabiamente regulada y armonizada. El ser humano dispone de esa fuerza notable que es la voluntad para trabajar en su propio mejoramiento. El yoga, avancémoslo ya, es la primera disciplina del mundo para la mejora del ser humano. Le podemos, con el método oportuno, proporcionar a la mente y al cuerpo bienestar y equilibrio, incrementando su fuerza vital y consiguiendo un funcionamiento más preciso y saludable de los procesos psicosomáticos. El yoga es básicamente un método para el mejoramiento humano y aunque en él hay una visión del cosmos, filosofía, metafísica y mística, del mismo modo que hay psicología (una psicología práctica de la autorrealización), medicina natural y ciencia psicosomática. El yoga es, sobre todo, un amplísimo compendio de procedimientos prácticos para influir beneficiosamente en el cuerpo y en la mente. Hay procedimientos físicos, psíquicos y psicosomáticos, todos ellos de gran alcance y, sin embargo, a menudo tan sencillos y asequibles que pueden ser ejecutados por cualquier persona. Sus métodos también nos permiten investigarnos y conocernos, e ir descubriendo vivencial y experiencialmente nuestros lados más ocultos, lo que nos permitirá activar nuestros impulsos creativos y cooperar en la evolución de la conciencia.

Indiscutiblemente, el yoga fue el precursor de la ciencia psicosomática y formuló hace siete mil años la estrechísima conexión existente entre el cuerpo y la mente y cómo lo que afecta a aquél repercute sobre ésta y lo que a ésta afecta lo hace sobre aquél. Sus métodos y procedimientos se encargan del ser humano como una totalidad y considerándolo un universo en miniatura, se empeña en su desarrollo integral, procurando así enseñanzas y técnicas para ir «trabajando» sobre el cuerpo, las energías, la mente, el sistema emocional y la relación afectiva con las demás criaturas. Sus técnicas nos pueden ser de gran ayuda en todos los órdenes y colaboran para aliviar infinidad de trastornos psicosomáticos o incluso cooperan en su superación, pero, además, es una fuente de sosiego para un mundo de inquietud, atroz competencia, egoísmo y desconsuelo.

La mejor contribución que podemos hacer a una sociedad que se achicharra en su codicia, culto al narcisismo, odio, desconfianza y ansiedad es poner los medios para sentirnos bien, calmos y equilibrados, y poder así relacionarnos más fecunda y genuinamente con las otras criaturas, colaborando en nuestro bienestar y en el ajeno. Si hoy en día se practica más que nunca el yoga, se debe principalmente a la necesidad que siente el ser humano de conectar con una «filosofía del sosiego» y poner en acción unos métodos solventes de armonía psicosomática, así como calma y claridad mentales. Si en la mente del ser humano actual imperasen la calma y la claridad, la sociedad y el mundo serían bien diferentes en todos los sentidos, pero, por lo general, en la mente de la persona hay agitación y ofuscación, cualidades destructivas que todavía suelen estar más enraizadas en los dirigentes y gobernantes mundiales. Si el hombre de hace quinientos mil años levantara la cabeza, se quedaría espantado al comprobar que al gran avance tecnológico y científico logrado no le ha seguido ni lejanamente el proceso anímico, y que la evolución de la conciencia sigue estancada y de hecho la calidad anímica de la persona es muy pobre y su salud mental y emocional, deplorable. La relación entre los seres humanos no es mucho más prometedora, por lo que hasta el más iluso puede comprobar que nuestra actitud y comportamiento hacia los animales, el reino vegetal y la madre tierra es a menudo tan miserable como imperdonable. No es de extrañar que esa alma sensitiva que era Hermann Hesse anunciara ya hace tres cuartos de siglo que «si algo le urge a Occidente es la práctica del yoga», porque ciertamente requerimos un método práctico para modificar nuestros modelos mentales y poder recuperar la preciosa energía de claridad, cordura, precisión y equilibrio que es la ecuanimidad, para poder comenzar a mejorar con mucho la relación con nosotros mismos, los otros seres que sienten y el planeta.

No se necesitan ya doctrinas ni palabras huecas, porque todo está dicho, pero nada está hecho. Se necesitan métodos experienciales y que cada persona se vaya convirtiendo en su propio maestro y su propio discípulo, su propio conductor vital y su propio terapeuta anímico. A través de la reflexión lúcida, el discernimiento y la práctica asidua de la meditación, se podrá ir desmantelando la burocracia férrea del ego, y con un ego maduro pero controlado será más fértil y desinteresada la relación con los demás y se podrán tallar vínculos afectivos sanos y compasivos. En el mundo actual adquiere especial significado esa admonición de Buda que nos exhortaba: «Esparce tus pensamientos amorosos en todas las direcciones». Pero para poder impregnar con nuestros buenos sentimientos nuestro entorno, necesitamos resolver nuestros conflictos internos, sanear el subconsciente, conquistar paz interior y desarrollar sabiduría, porque solo de ese modo brotará espontáneamente nuestra compasión, como una flor exhalando su perfume con naturalidad. No hay persona que no quiera ser dichosa, pero a veces están tan enturbiados nuestros enfoques que buscamos la felicidad justo allí donde únicamente encontraremos sufrimiento. Dice un antiguo cuento de la India:

Una mujer, afanosamente, estaba buscando algo en el suelo dando vueltas y vueltas alrededor de un farol. Pasó por allí un hombre y, al verla, le preguntó:
—Buena mujer, ¿qué buscas?
—Una aguja que he perdido.
—¿Dónde la perdiste?
—En mi casa.
—¿Y entonces por qué la buscas aquí?
—Es que en mi casa no hay luz.

Pero en nuestra «casa», en nuestro hogar interior, podemos encender una lámpara que nos esclarezca y nos sirva de refugio. El yoga es un viaje hacia nuestra propia naturaleza para compartirla con los demás, pero este viaje no se puede llevar a cabo con conceptos, abstracciones o especulaciones filosóficas, ni a través de las creencias ni de las doctrinas, sino experiencialmente, es decir, a través del método, la experiencia y la práctica asidua. Ya lo dice un milenario adagio oriental: «Para que la lámpara se encienda, no basta con pronunciar la palabra luz».

Ramiro Calle
Director del centro de yoga Shadak

Si deseas contactar con el autor, dirígete a la dirección de su centro de yoga en Ayala 10, Madrid, o a su página web, www.ramirocalle.com

I

¿QUÉ ES EL YOGA?

El yoga es un fenómeno único en la historia del ser humano. Su legado resulta verdaderamente impresionante. Toda una vida no basta para descubrir y sondear su descomunal cuerpo de conocimientos, actitudes, claves, pautas de orientación, referencias, riquísimas posibilidades y antiquísimos y solventes métodos y técnicas para el perfeccionamiento del ser humano en todos sus planos. En el yoga hay medicina natural, válidos procedimientos de higiene psicosomática, una depurada metafísica, mística, filosofía, así como un amplísimo y variado caudal de técnicas psicofísicas, psicoenergéticas y psicoespirituales de gran alcance y efectividad para mejorar integralmente al ser humano. El yoga es la primera psicología de la autorrealización del mundo y el precursor de la ciencia psicosomática. Es, esencialmente, un método práctico de autodesarrollo. y coopera en la evolución y ensanchamiento de la conciencia.

El yoga se originó en la India hace más de cinco mil años, y a lo largo de su dilatada y fecunda historia, como método eminentemente práctico que es para el autoconocimiento y la autorrealización, ha sido incorporado a innumerables sistemas filosófico-religiosos o de liberación espiritual, tales como el hinduismo, el budismo, el budismo tibetano, el budismo zen, el tantrismo y el sufismo, entre otros. Han existido corrientes de yoga agnóstico y corrientes de yoga teísta, pero más allá de las creencias y doctrinas, el yoga –que por su naturaleza es supra-rreligioso– es un conjunto de métodos psicosomáticos muy largamente verificados, tendentes a sosegar el espíritu humano, estabilizar y gobernar la mente, equilibrar el carácter, armoni-zar las funciones de la organización psicofísica, activar los potenciales anímicos y enriquecer la relación con las otras criaturas. Como el ser humano es una entidad biopsicosocial, el yoga dispone de pautas y técnicas para mejorar y armonizar la corporeidad, la psicología y el comportamiento.

El término «yoga» corresponde al vocablo castellano «yugo» y quiere significar unión. Representa la unión entre el cuerpo y la mente, el consciente y el inconsciente, el individuo y las otras criaturas, el ser individual y el Alma Cósmica o energía total. También se entiende por yoga un método prác-tico para «subyugar» la mente y sus automatismos y ponerla bajo el «yugo» de la lucidez, la voluntad y la ecuanimidad. La práctica del yoga hace posible la unificación de la conciencia y pone los medios para purificar y esclarecer el entendimiento.

Desde sus comienzos, el yoga se fue desenvolviendo en sus diversas vertientes:

– Como técnica de autorrealización, para conducir la mente hacia un estado de plenitud y liberación llamado *samadhi* (éxtasis) y que hace posible la captación intuitiva (yóguica) de la última realidad o modo final de ser de los fenómenos; es un estado de supraconciencia o mente supramundana, más allá de los pensamientos comunes y del saber libresco. Ésta es la vertiente más trascendental y mística del yoga, pero que reporta una especial mutación de la conciencia, que adquiere caracteres muy prácticos en la vida cotidiana, ya que hace a la persona más libre interiormente, más integrada, más armónica y más independiente.

– Como psicología práctica para el autoconocimiento y la conquista de la madurez mental y emocional, proponiendo actitudes y métodos de autodescubrimiento y autodesarrollo que conllevan un estado de equilibrio mental y emocional que procura dicha, contento, bienestar interno y ecuanimidad.

– Como método de armonización psicosomática y, por tanto, técnica preventiva, terapéutica y recuperativa de infinidad de trastornos, así como una verdadera fuente de salud, bienestar y plenitud.

Aunque el yoga como tal es uno, dispone de numerosas modalidades y sus respectivas pautas y técnicas. En esta obra nos extenderemos de manera muy especial sobre las técnicas prácticas de las modalidades de yoga físico y de yoga mental, pero también abordaremos otros yogas, como el del discernimiento (gnana-yoga) y el de la acción diestra (karma-yoga), que pueden ser aplicados con enorme beneficio en la vida cotidiana y que nos permiten trasladar a la existencia diaria actitudes bien definidas para potenciar nuestro autodesarrollo y neutralizar, hasta donde es posible, las influencias nocivas del entorno.

Ya los primeros yoguis de la India comenzaron a concebir y ensayar técnicas para el mejoramiento humano y para poder encontrar respuestas vivenciales a los grandes interrogantes de la existencia, cultivando estados superiores de la conciencia y abocándose a la aventura difícil y a la vez apasionante del encuentro con lo más primordial de uno mismo. Estas técnicas han sido experimentadas y verificadas a lo largo de milenios y de ahí que pueda decirse sin ningún género de dudas que el yoga es nuclearmente experiencial, es decir, el resultado de la experimentación directa. Nada hay pues de gratuito o accesorio en estas técnicas para el mejoramiento integral del individuo, que resultan de una inteligencia y precisión excepcionales y admirables. Así, cualquier persona, cualesquiera que sean sus creencias, edad o temperamento, puede beneficiarse con la práctica de sus métodos. Si cada día el yoga se extiende más y suma más cientos de miles de practicantes es, sin duda, porque sus pragmáticas técnicas están disociadas de cualquier culto o adoctrinamiento y gozan de un carácter tan práctico como aséptico. Cada individuo, de acuerdo con sus necesidades, tomará del yoga aquello que desee, pudiendo inclinarse en mayor grado por las técnicas psicofísicas o por las psicomentales, si bien unas y otras se complementan. La persona llegará en el yoga hasta donde ella se proponga, pero siempre en función de su motivación, diligencia, esfuerzo personal y perseverancia. El yoga es una enseñanza que se asume consciente y libremente para automejorarse. Sin disciplina no se puede llevar a cabo ningún cultivo, sea éste espiritual, psicosomático, artístico o de relación afectiva. La disciplina se adopta sin autocoacción, pero con seriedad, para desplegar la energía necesaria para la transformación deseada y perseverar en la práctica. No cabe duda de que a esfuerzos más parciales, resultados más parciales, en tanto que a esfuerzos más totales, resultados más totales. Es necesaria la paciencia y, sobre todo, la asiduidad. Nadie se sentirá defraudado con el alcance y beneficio de las técnicas del yoga si se practican con regularidad.

Estas técnicas atienden todos los planos y funciones de la persona: motriz, instintivo, sexual, emocional, afectivo, mental y espiritual. Uno mismo se va convirtiendo en su propio maestro y su propio discípulo, y el yoga siempre apela a la inteligencia primordial del individuo y a su rica capacidad de autodesarrollo. Cada uno va comprobando por sí mismo las pautas y métodos que le son de provecho y descarta aquellos que no encuentra de utilidad o no satisfacen su comprensión. Sus técnicas pueden ser desarrolladas en cualquier tipo de entorno o sociedad, y de ahí que sigan siendo tan fiables y aplicables, si no mucho más aún, de como lo fueran hace milenios. En una sociedad tan hostil, competitiva, estresante y conflictiva como la que hemos creado, el yoga se ha tornado una necesidad específica y así cada día es mayor el número de especialistas de todas las ramas de la medicina y la psicoterapia que lo recomiendan y que, además, ellos mismos lo practican. Su misma práctica ya nos reporta en principio cohesión interior y un método de excepción para desalienarnos y poder recuperar nuestro centro de conciencia y nuestro equilibrio. En esta dirección, la práctica del yoga es una fuente de salud mental y emocional, dado que en la sociedad cibernética sobrevienen no pocas disfunciones y trastornos mentales y emocionales que arruinan el equilibrio psicomental de la persona.

El yoga es un método muy fiable de autodesarrollo. Acertadamente, el doctor Lindenberg declaraba: «Estoy convencido de que ninguna doctrina destinada al hombre es tan valiosa y, además, la considero la más elevada». Para que el practicante pueda recorrer con todas las garantías la senda de la evolución de la conciencia y la autorrealización, el yoga propone:

- Cultivar unos ideales de integración, pero liberados de dogmas, creencias preestablecidas o apego a estrechos puntos de vista u opiniones.
- La práctica asidua de los procedimientos psicofísicos y psicomentales del yoga, tendentes a armonizar el cuerpo y la mente y a activar todos los potenciales internos.
- Establecerse en unas actitudes equilibradas y saludables que cooperen en el crecimiento interior y procuren bienestar y armonía a la psiquis.
- Observar una ética genuina, que se resume en poner los medios para que los otros seres sean felices y evitarles cualquier sufrimiento, desarrollando la benevolencia, la generosidad, la compasión y el afecto incondicional.
- Cultivar un mayor desapego o desprendimiento, una actitud de no violencia y serenidad.
- Ejercitar en lo posible la ecuanimidad y la comprensión clara.
- Liberar la mente de impedimentos, trabas y oscurecimientos, tales como emociones negativas (celos, envidia, odio y tantas otras), condicionamientos psíquicos, ideas preconcebidas, desmesurado egocentrismo y otros estados que frenan el progreso interior, tales como la codicia, la negligencia, la apatía, los enfoques incorrectos, etc.

- La transformación inteligente y lúcida de las energías regresivas en energías para la evolución consciente.
- El cultivo metódico de la atención mental, trasladando ésta a las actividades cotidianas.
- Poner los medios para intensificar el autoconocimiento y poder ir ensanchando la conciencia y activándola de tal modo que esté menos sometida a la mecanicidad y a los automatismos psíquicos.
- Desarrollar la Sabiduría mediante el ejercitamiento de un entendimiento correcto, la búsqueda interior, la actitud adecuada en la vida cotidiana y el ejercitamiento asiduo de las técnicas del yoga, valorando no solo el hacer, sino también el ser y poniendo los medios para recuperar la genuina identidad y poder conectar con la realidad interior evitando estar demasiado condicionado por las influencias negativas del entorno.
- Mejorar la relación con las otras criaturas, superando carencias afectivas y comunicándose no desde la personalidad o el ego, sino desde la naturaleza real.
- Ejercitarse para ir actualizando los factores de crecimiento y autorrealización: esfuerzo consciente, motivación, sosiego, contento interior, atención vigilante, ecuanimidad y lucidez.

YOGA: EQUILIBRIO Y SOSIEGO

Existe bienestar y salud cuando los «relojes» biopsíquicos se encuentran en perfecto estado y su «maquinaria» opera de modo armónico y equilibrado, sin embargo, cuando hay una ruptura del equilibrio y se produce un desajuste, sobrevienen las disfunciones o trastornos. Las tensiones psíquicas, las presiones y exigencias o autoexigencias desmesuradas, la agitación psíquica, las actitudes perniciosas o actividades excesivas, la falta de adecuada atención a las cinco fuentes de energía (alimentación, respiración, descanso, sueño e impresiones mentales), los disgustos y enfados, el desorden interior y otros muchos factores pueden desequilibrar anímica o psicosomáticamente a la persona. Este desequilibrio se traduce en innumerables síntomas, como son la angustia, la astenia, la ansiedad, la depresión, el abatimiento, la falta de energía, la insatisfacción profunda o el descontento crónico, la apatía insuperable, el tedio vital, la irritabilidad o mal humor y tantos otros, que evidencian una ausencia de armonía. El desequilibrio puede darse en el ámbito somático (en las sustancias o humores, en los aparatos o sistemas orgánicos, en las funciones somáticas...), en el psíquico o en ambos, y entonces se desencadenan síntomas que ponen en evidencia esa ausencia de armonía que representa el bienestar total. El yoga es, indiscutiblemente, un método para restaurar el equilibrio dañado o perdido y para propiciar armonía psicosomática, eliminando así muchos síntomas, parte de los cuales derivan del desorden mental y los conflictos internos. Cuando no hay eutimia (equilibrio, armonía), surgen desarreglos tanto orgánicos como psíquicos e infinidad de trastornos psicosomáticos, además de que la persona no se siente bien y experimenta lo cotidiano desde la angustia, la melancolía, la desazón o la pesadumbre.

Como para el yoga el cuerpo y la mente son nuestros vehículos e instrumentos, nos insta a brindarles un cuidado y una atención especiales, pero sin obsesión o apego. Nos procura un arsenal riquísimo de actitudes y técnicas para superar el desorden de la mente, armonizar y tranquilizar tanto los factores somáticos como los psíquicos, y conseguir así un estado de equilibrio y una consistente eutimia para la organización psicosomática. Las técnicas del yoga, todas ellas, aunque son en última instancia soportes para la autorrealización, también desalienan, integran, previenen contra la tensión sobredimensionada, rejuvenecen y renuevan, procuran vitalidad y nos hacen sentirnos mucho mejor en todos los órdenes. Las personas que están sometidas a muchas tensiones, de la clase que fuere (familiares, laborales, personales u otras), encontrarán en la práctica del yoga un método para integrarse y reequilibrarse, y así poder, más consistente y eficientemente, sustraerse a las influencias negativas de su entorno y, más aún, poder actuar sin agitación y resolver situaciones sin una ansiedad sobredimensionada o excesiva incertidumbre. El yoga nos proporciona los medios para estabilizar la unidad psicosomática e ir hallando el siempre necesario equilibrio en el cuerpo, en la mente y en la relación con el entorno; así el practicante aprende de esta disciplina a manejarse consigo mismo y con las situaciones y circunstancias externas, pues incluso cuando no pueda hallar soluciones óptimas en el exterior, siempre sabrá a qué actitudes mentales recurrir para no aumentar las complicaciones y añadir sufrimiento al sufrimiento y conflicto al conflicto. El yoga aporta también una concepción de la existencia que coopera en el bienestar interior y una visión de la vida que ayuda a superar el desasosiego, la urgencia compulsiva y la aversión en todas sus formas.

Con razón siempre se ha relacionado al yoga con el sosiego. Todas sus técnicas le otorgan al practicante un estado de calma profunda. El sosiego siempre es conveniente; nos permite, antes que nada, vivenciar la vida y a nosotros mismos de otra manera y, además, se convierte en un sentimiento que reporta claridad y ecuanimidad y nos hace considerar los acontecimientos de otro modo, sin estar sometidos a neuróticas reacciones. La energía del sosiego es una de las más balsámicas, reveladoras y liberadoras; impregna el cuerpo y la mente y nos evita mucho sufrimiento mental y emocional inútil. Dentro de todo ser humano hay un ángulo de quietud al que podemos acceder, y el yoga nos proporciona buen número de actitudes y técnicas para conectar con él, toda vez que, demasiado a menudo, vivimos de espaldas a ese punto de sosiego-equilibrio que está radicado en la fuente de los pensamientos. Cuando mediante las técnicas del yoga suprimimos los automatismos de la mente y logramos acallar los pensamientos y conseguir un espacio interior de silencio, se manifiesta el bienaventurado sentimiento de paz interior. Con la práctica necesaria, ese sentimiento se mantendrá cada vez más en mayor grado e incluso podremos alentarlo en situaciones difíciles y angiógenas (productoras de ansiedad).

A menudo la mente se encuentra tan externalizada y subyugada por los acontecimientos externos o por las propias ideaciones descontroladas que no es capaz de beber en las claras y apacibles aguas de la mente serena y quieta, aquella que es bien distinta a la mente oscurecida por toda suerte de estados y tendencias. Cuando se consigue tranquilidad mental, se despeja la visión y se esclarece la percepción. Esa magnífica quietud interior se escapa porque no somos capaces de suspender, siquiera por unos instantes, la hiperactividad desordenada de la mente, pero, por ello mismo, el yoga nos da los instrumentos para conseguirla. Como declaró Buda, «no hay otra felicidad que la paz interior», y la práctica del yoga se empeña en otorgarnos ese sosiego y la dicha que representa. La misma palabra «sosiego», en sus orígenes, quiere decir «sentarse» y «asentarse», y si el practicante de yoga se sienta a meditar es para asentarse en su misma esencia, que es equilibrio, calma y claridad. Además, en el sosiego, hay una fuerza vital extraordinaria que renueva, desaliena, revitaliza y «limpia» anímicamente. Incluso cuando la actividad se desarrolla desde la quietud interior, no fatiga tanto y, desde luego, no resulta estresante ni quiebra los mecanismos reguladores del cuerpo y de la mente. Así, la quietud es también una magnífica «medicina» psicosomática e infinidad de trastornos de este tipo se prevendrían si pudiéramos estar más establecidos en nuestro ángulo de quietud. Cuando hay tensión, la fuerza vital se estanca, se bloquea o se debilita, en tanto que cuando hay una actitud de sosiego, ésta fluye libremente y nos hace más vitales y plenos. El mismo sentimiento de serenidad nos convierte en seres más abiertos, expansivos y alegres, del mismo modo que la ansiedad nos contrae, abruma y apesadumbra. Para conservar y desarrollar el sentimiento de sosiego, el practicante debe, por un lado, poner los medios para no alterarse y disfrutar de un equilibrio psicosomático y una tranquilidad espiritual y, por otro, evitar las innecesarias fricciones, conflictos, pensamientos perniciosos y emociones insanas que tanto agitan a la persona e incluso le causan trastornos psicosomáticos. A menudo, también, el individuo se causa a sí mismo desasosiego en lugar de tranquilidad, por su falta de aceptación consciente de lo inevitable, así como por expectativas y enfoques distorsionados que originan malestar anímico. Asimismo, solo desde el sosiego pueden establecerse relaciones afectivas creativas, sanas, cooperantes y en las que sea posible obtener lazos de reciprocidad y amorosos.

Las técnicas del yoga, al equilibrar los procesos del cuerpo y de la mente y disipar todos los desórdenes psicosomáticos, reportan un sentimiento de bienestar muy cercano al sosiego. Sus posturas y sus técnicas de control respiratorio, por ejemplo, son métodos sumamente tranquilizantes; la meditación, por su parte, al ir drenando el «pus» del subconsciente y ordenando, equilibrando y esclareciendo la mente, también reporta un estado de plena serenidad. El yogui aprende a conocer y respetar las leyes naturales y a fluir con ellas; sabe aprovechar los impulsos creadores de la biología y la psiquis; reorienta sus energías hacia el arte de ser y estar y no solamente de hacer y acumular; aprende a utilizar sabiamente su discernimiento para no generar desdicha innecesaria. En este mundo hay distintos tipos de sufrimiento y uno de ellos, desde luego, es el que inútil y neciamente genera la mente humana debido a su desorden, insatisfacción, ofuscación, codicia y odio. Si se libera de esas aflicciones, la persona será mucho más dichosa, calma y amorosa. Solo una mente sosegada está en disposición de poder ver más allá de las apariencias, mantener su centro consciente e imperturbado en situaciones difíciles, valorar lo esencial y no lo banal o accesorio, y hallar un sentido profundo a la propia existencia. En una mente agitada no puede surgir la lucidez y los velos de la confusión distorsionarán toda apreciación. Hay una historia india muy significativa que merece la pena recordar:

> Cuatro almas iban a encarnar. Dios se reunió con ellas y les preguntó qué deseaban para su inminente existencia. Una de ellas dijo:
>
> —Señor, quiero tener muchas riquezas. Sí, ser enormemente rico.
>
> Otra dijo:
>
> —Yo, Señor, deseo viajar, conocer muchas gentes diferentes, poder desplazarme hasta los confines de la tierra.

—En cuanto a mí, Señor –dijo la tercera–, quiero poder, mucho poder. Me gustaría ser una de las personas más poderosas del mundo.

Entonces le llegó el turno a la cuarta alma, que dijo:

—Lo único que pido, Señor, lo único, es tener una mente tranquila. Solo eso quiero.

Sin una mente sosegada nada tiene valor, porque incluso para disfrutar se requiere una mente que viva en paz.

Al ser el método práctico más antiguo del orbe para sanear la mente, armonizar la unidad psicosomática, desarrollar la conciencia y otorgar verdadero equilibrio, sus técnicas han sido tan profundamente experimentadas y verificadas que nada ha quedado librado al azar. Las técnicas del yoga se encargan de activar y actualizar los potenciales humanos, tanto los físicos y energéticos como los anímicos. Mediante su asidua práctica nos iremos conociendo a un nivel vivencial y no meramente conceptual; así conseguiremos una comprensión profunda, que es la que verdaderamente transforma y armoniza, ya que la comprensión de superficie, conceptual, es de mínimo alcance. Apoyándonos en la práctica del yoga, enfrentaremos con más lucidez, ecuanimidad y sosiego las circunstancias difíciles o adversas de la vida, sin malgastar inútilmente nuestras energías a través de emociones insanas. La variedad y riqueza de las técnicas del yoga es tal que en él una persona puede encontrar los medios para «realizar» su propia identidad y satisfacer por completo sus tendencias de trascendencia, o hallar los procedimientos para frenar los dolorosos trastornos de su aparato locomotor o prevenir sus pulmones contra anomalías respiratorias. Habrá individuos que se acerquen al yoga para seguir la senda hacia el Principio que todo lo anima; otros que lo hagan para potenciar sus caudales de energía y sentirse más vitales; otros para poder poner un poco de orden en su desquiciada mente, regular la descompensada tensión arterial, aliviar disfunciones psicosomáticas o poder darle un sentido a la vida. Pero cualquiera que sea la razón por la que una persona se decida a practicar el yoga, éste le proporcionará una nueva manera de ver y sentir, y una mayor capacidad para confrontar las vicisitudes vitales sin hundirse en la desesperación y pudiendo contar con energías extras interiores que a menudo nos pasan desapercibidas, pero que si sabemos sacarlas de su letargo están a nuestra entera disposición. En tanto alguien está relativamente sano, la energía es más que suficiente para sentirse bien, pero a menudo sucede que hay innumerables «fugas» de energía y la persona se resiente, experimentando síntomas de desasosiego, falta de energía, tristeza profunda o tedio vital. Sin embargo, si podemos restablecer el verdadero equilibrio del cuerpo, las energías y el órgano psicomental, sobrevendrá un estado de intenso bienestar asociado a una muy placentera y reconfortante sensación de sosiego.

YOGA Y CONCIENCIA

La conciencia y la atención son hermanas gemelas; una y otra se corresponden. Podemos afirmar que no hay yoga sin atención y que todos los métodos del yoga nos ayudan a hacernos más conscientes. La conciencia es una primorosa e importantísima función de la mente y ella misma, muy desarrollada, nos ayuda a ir más allá de la mente ordinaria y de la conciencia misma. En la mayoría de las técnicas del yoga, para practicarlas, se requiere suma atención. La atención se va así estabilizando y potenciando, y se vuelve excepcionalmente integradora, convirtiéndose en un instrumento muy útil para la vida diaria y permitiéndonos actuar sin alienarnos. Nos sirve de apoyo y refugio y nos ayuda a desenvolver en alto grado la conciencia. Hay diversos tipos de atención: impura y pura; mecánica y consciente; esporádica y provocada. También muchas veces la atención funciona mecánicamente cuando algo interesa a la persona, pero el yoga se apoya en la atención pura (libre de prejuicios y condicionamientos), consciente y provocada, que es la que nos permite acumular conciencia. En esta dirección, todas las técnicas del yoga lo son de «contramecanicidad» y nos abren la senda hacia el vivir consciente. Mediante la atención nos desautomatizamos y somos capaces de descubrir muchos hábitos que nos empobrecen anímicamente y nos esclavizan. Hacerse más consciente es hacerse más libre, lúcido, compasivo y vital. El desarrollo de la conciencia (hacia fuera y hacia dentro) hace posible que conectemos con nuestra fuente de plenitud interior. Cuando hay conciencia plena, los pensamientos mecánicos se suspenden y así ahorramos mucha energía que se puede acopiar.

El yogui aprende a manejar la actividad consciente de la mente, pero evita la hiperactividad mecánica que tanto sufrimiento, debilitamiento y ofuscación engendra. La disciplina para el desarrollo de la conciencia, que ayuda a cultivar metódicamente la atención, se lleva a cabo mediante las prácticas del yoga por un lado, pero también, por otro, tratando de hacerse más consciente en la vida diaria, pues cualquier actividad, por simple que parezca, puede ser un soporte excelente para estar más alerta y perceptivo. La conciencia otorga visión clara, y la visión clara nos da una comprensión profunda. Así la persona, en lugar de quedarse estancada en su proceso de madurez, se desarrolla, madura y actualiza sus potenciales anímicos. La ofuscación es disuelta mediante la atención consciente y lúcida; el desorden es neutralizado mediante la ecuanimidad; la insatisfacción es disipada mediante el contento interior; el apego y la aversión se contrarrestan mediante el discernimiento purificado.

El yogui lleva la conciencia a todos los planos de su ser: físico, energético, emocional, mental y espiritual. Cuando la conciencia se establece y la atención está presente, el aprendizaje nunca acaba y, desde luego, se previene el declinar prematuro de la mente y del cerebro. La disciplina es la que hace posible el cultivo, y éste es siempre necesario para completar cualquier proceso de maduración, incluyendo, por supuesto, la anímica. La conciencia rige las emociones, los pensamientos, las pasiones y las relaciones afectivas. En el escenario de las relaciones con otras criaturas, la conciencia siempre es deseable y nos permitirá evitar heridas a los demás y a nosotros mismos. La conciencia sobre el pensamiento, la palabra y los actos va haciendo al yogui, que así consigue la unidad en sí mismo y logra para su mente un estado de equilibrio, en lugar de que aquélla esté fluctuando casi constantemente entre el desasosiego y la apatía, la agitación y la desidia. La conciencia altamente desarrollada y unificada conduce al practicante al *samadhi* o estado de comprensión suprarracional, mediante el cual la persona toma plena conciencia del proceso cósmico al que está unida. Todas las técnicas del yoga facilitan y potencian la concentración, que es como un músculo que se puede desarrollar y perfeccionar. Para seguir investigando sobre el apasionante campo de la conciencia y de la atención, el lector interesado en ello puede consultar mi obra *La atención sosegada*.

Como el yoga es un conocimiento práctico y no teórico, y una psicología pragmática y no académica, todas las técnicas y actitudes del yoga tienen que llevarse disciplinadamente a la práctica. Las personas que dispongan de menos tiempo para una práctica regular deben aún insistir más en el cultivo y desarrollo de la atención en sus actividades cotidianas, así como en sus periodos de trabajo y ocio.

Se identifique o no el practicante de yoga con sus concepciones metafísicas o filosóficas, eso no influye para recibir absolutamente todos los beneficios que desencadena la práctica de sus técnicas. La ejecución de estas técnicas va transformando a la persona y le va reportando sosiego, vitalidad, fuerza interior, salud psicofísica y armonía general. Lo importante, pues, es esa práctica que se convierte en sí misma en un significado vital, acentúa la salud psicosomática, recrea un sentimiento de paz interior y mejora las relaciones afectivas con las otras criaturas. Las técnicas del yoga satisfacen todo tipo de necesidades psicosomáticas y no hay así ser humano que no obtenga un beneficio considerable de su práctica, sea el ejecutivo que requiere métodos y actitudes para superar el estrés, el estudiante que necesita mayor concentración para el estudio, el ama de casa que aprendiendo a respirar y relajarse refrena la tendencia a la depresión o la persona que aspira a conseguir estados superiores de conciencia y un sentido místico de la existencia.

II

YOGA Y VITALIDAD

La fuerza vital, *prana*, anima todos los procesos del cuerpo y de la mente. El yoga pone especial atención a las fuentes del *prana*, así como a su máximo aprovechamiento. El *prana* hace posible tanto las funciones mayores como las menores del organismo, así como todas las elaboraciones mentales y las percepciones. El *prana* es el hálito de vida, la energía que impregna la unidad psicosomática y así permite su funcionamiento. Cuando opera equilibrada y armónicamente, hay salud psicosomática; cuando no es así, sobrevienen anomalías y trastornos. Una de las más antiguas definiciones del yoga es la que declara: «Yoga es la reunificación de las energías diseminadas». Cada centro de los que componen al ser humano (motor, instintivo, sexual, mental, emocional y espiritual) puede ejercer sus funciones por el poder del *prana*. El *prana* circula por los distintos canales de energía y por la noche se refugia, durante el sueño profundo, en el pericardio. Se polariza en energía fría y caliente o catabólica y anabólica, y las técnicas

33

psicofísicas del yoga tratan de ordenar, equilibrar y purificar estas energías. La energía también anima las células y, más aún, las unidades subatómicas. El *prana* es el motor de cualquier proceso, desde el más burdo al más sutil. Si el yoga le presta tan especialísima atención a la respiración, es porque ésta es la principal fuente de *prana* o fuerza vital, que alienta tanto al cuerpo como a la mente y de hecho se asegura que la mente es el jinete que cabalga sobre ese caballo que es la respiración. El control de la respiración conduce al de la mente; al pausar, ralentizar y profundizar la función respiratoria, y al concienciarse de ella se aumenta la vitalidad, pero, asimismo, se tranquiliza el sistema nervioso y se pacifican las emociones. Tanto en el yoga físico como en el yoga mental la respiración se torna una herramienta liberadora de primerísima importancia. Mediante el apoyo de la respiración consciente y controlada, el yogui obtiene un gran autocontrol y hace posible la conquista de muchas de sus funciones, incluso algunas que son inconscientes e involuntarias para la mayoría de los seres humanos. Muchas técnicas del yoga nos enseñan a desautomatizar y, por tanto, a hacernos mucho más conscientes y cooperar de manera activa en acelerar la exasperantemente lenta evolución de la conciencia.

El ser humano es una réplica en miniatura del universo. En el microuniverso que es, rigen las mismas energías y leyes que en el cosmos, y de ahí tantas antiguas instrucciones que rezan: «Lo que es arriba es abajo y lo que es abajo es arriba» o «Lo que es dentro es fuera y lo que es fuera es dentro». El yogui aprende a regular conscientemente muchas de sus energías psicosomáticas, sea mediante métodos de control psicosomático o de dominio de la mente.

La práctica del yoga aumenta la vitalidad en todos los centros y funciones del ser humano y reporta una salud integral. El yogui con miras altamente espirituales valora la salud –sin apegarse a ella– como medio para disponer de más energía e intensidad en la búsqueda del Sentido y de la Liberación. El equilibrio de los distintos centros y sus funciones es necesario para poder disfrutar de una buena salud integral. En el plano motor, el yoga armoniza la función motriz, estabiliza las funciones de todo el aparato locomotor, favorece los músculos y los nervios, previene contra la agitación motora y economiza energías; en el plano instintivo, el ejercitamiento yóguico recupera la inteligencia instintiva y nos enseña a descubrir y conocer nuestras funciones instintivas; en el plano sexual, el yoga nos invita a vivir la sexualidad consciente o a canalizar sin reprimir, haciendo de la función sexual una herramienta de crecimiento interior y expansión, pero liberándonos del apego u obsesión por el sexo; en el plano mental, nos proporciona técnicas para cultivar metódicamente la atención, intensificar la capacidad de concentración, ensanchar la conciencia, gobernar la mente, inhibir los pensamientos mecánicos y modificar los modelos de conducta mental que producen locura y desdicha; en el plano emocional, nos ayuda a propiciar y desplegar las emociones más sanas (amor, compasión, benevolencia, contento, ecuanimidad y otras) y a ir superando las insanas (odio, celos, avidez, ira y otras), así como a tener un tono vital más equilibrado y una afectividad más genuina y fecunda; en el plano espiritual, el yoga le procura un sentido a la existencia, otorga paz interior y respuestas suprarracionales a los interrogantes existenciales, nos abre una senda hacia nuestra propia identidad y nos reporta una sabiduría muy superior al mero conocimiento intelectual.

La práctica del yoga expande las capacidades humanas, estabiliza el carácter, desarrolla la inteligencia creativa y la verdadera compasión. Es una ayuda para uno mismo y para los demás. Se aprende a integrar perfectamente el cuerpo y la mente, y se logra un estado de equilibrio y firmeza mental que colabora para evitar las reacciones desmesuradas y neuróticas, los conflictos insensatos y las innecesarias fricciones. Al mejorar la relación de la persona consigo misma, mejora la relación con los demás. Si el yoga físico (hatha-yoga) es el mejor y más inteligente ejercicio para el cuerpo (que nunca estresa al corazón y puede ser realizado por cualquier persona), el yoga mental es la práctica más eficiente y saludable para el gobierno de la mente. En esta disciplina nada se deja al azar; nada es gratuito o accidental. Todas sus técnicas han sido verificadas y experimentadas durante milenios. Estabilizan muy positivamente el metabolismo, influyendo en él de forma muy benéfica, y potencian el sistema inmunológico. Estas técnicas previenen contra el envejecimiento prematuro de cuerpo y mente y, al procurar actitudes y estados de calma profunda, evitan la dispersión de muchas energías y ahorran y acumulan vitalidad. No hay –ya lo hemos dicho– ni una sola técnica del yoga que no propenda a generar quietud psicosomática. Así como la agitación, el estrés, la ansiedad y la angustia merman las energías y «roban» vida, el sosiego y el equilibrio aumentan la vitalidad, intensifican el bienestar y reportan vida. Incluso las personas que se ven obligadas a llevar una existencia muy tensa y a asumir trabajos muy competitivos podrán hallar en la práctica regular del yoga un apoyo excepcional para prevenirse contra la psicastenia, el estrés y los desórdenes que éste último genera, que son muchos y a veces muy graves. El yoga no solo equilibra la organización psicosomática y la hace más resistente, sino que es también una actitud de vida que nos enseña el modo de poder estar más atentos, ecuánimes, lúcidos y sosegados en las actividades cotidianas, incluidas las laborales o profesionales.

Las cinco principales fuentes de vitalidad (*prana*) son:

- La respiración.
- La alimentación.
- El descanso.
- El sueño.
- Las impresiones mentales.

Así como una respiración incorrecta, una alimentación impura, un descanso insuficiente, un sueño poco profundo y unas impresiones mentales negativas roban toda la vitalidad e inducen al desorden y la enfermedad, la respiración correcta, la alimentación pura, el descanso adecuado, el sueño reparador y el cultivo de impresiones mentales positivas desencadenan un verdadero equilibrio y una salud integral. Profundicemos sucintamente en cada una de estas fuentes primordiales de energía.

La respiración

Respiramos de quince a veinte veces por minuto. La respiración es la más esencial fuente de energía y vitalidad. Es el manantial de oxígeno para el cerebro y la sangre. Pero la mayoría de las personas respiran mal y deficientemente, lo hacen por la boca y de modo superficial o incluso espasmódico. De esa forma no hay un aprovechamiento óptimo del oxígeno y los pulmones no se llenan lo suficiente; además, la respiración que se realiza por la boca no es lo suficientemente entibiada ni purificada, pues la nariz hace de eficaz filtro al respecto; una respiración entrecortada es, por otro lado, como una espina en el sistema nervioso, alterándolo, en tanto que una respiración más lenta y regular es un bálsamo maravilloso. Si se respira mejor, se tiene más vitalidad, capacidad de resistencia y un sistema inmunológico más activo y eficaz. Para los yoguis, además, la respiración aporta la fuerza vital primordial o *prana*, que hace posible todos los procesos psicofísicos. Una respiración más profunda, regular, rítmica y consciente aporta más oxígeno y más *prana*, renueva y revitaliza.

Los yoguis pronto descubrieron la gran conexión existente entre la respiración y la mente, hasta tal punto que declararon que la segunda es el jinete y la primera, el caballo. A todo estado psicomental corresponde un modo de respirar, y creando una manera de respirar se pueden desencadenar estados mentales positivos, ya sea de sosiego o contento; pero, además, el control sobre la respiración permite (sobre todo durante el tiempo de retención del aliento) inhibir los automatismos de la mente. Aprender a respirar, pues, es importante en todos los órdenes y una herramienta magnífica para armonizar la unidad psicosomática. Respirando mejor, se favorece en grado sumo el corazón, los pulmones y el cerebro. Una respiración adecuada tiene el poder de aportar más oxígeno a las células y, asimismo, «barrer» de ellas el anhídrido carbónico, lo que es garantía de mayor salud. Si funcionan bien el cerebro, los pulmones y el corazón, se asegura la salud de las células. Además, los ejercicios respiratorios del yoga flexibilizan, fortalecen y sanean los pulmones. Se pone especial empeño para que el aire se renueve por completo y así se mejora el alimento a la célula y se purifica el cerebro, previniéndose también trastornos de las vías respiratorias.

La alimentación

Este cuerpo, no se puede negar, es un cuerpo de alimento. La alimentación, pues, es importante. Hay alimentos que sosiegan y otros que agitan; los hay muy nutritivos y otros que no lo son; los hay de fácil digestión y otros que producen indigestión; los hay que purifican como los hay que intoxican. No es conveniente obsesionarse por la alimentación y han surgido no pocas «manías» sobre ella, pero no cabe duda de que, por simple entendimiento claro, podemos comprender que cuanto un alimento sea más fresco, natural y puro, tanto más nos beneficiará. Cada uno debe organizar su alimentación, de acuerdo con lo que le sienta mejor o peor, su forma de vida, si está más o menos sano y otras circunstancias, pero cualquiera que sea la dieta que uno siga, hay que poner especial atención a la ingesta de lácteos, vegetales, legumbres, frutas, frutos secos, zumos naturales, verduras, hidratos y miel. Cuanto más impuros, poco naturales y poco frescos sean los alimentos, peor resultarán para el cuerpo. Es asimismo importante la masticación minuciosa y esmerada, la ingesta de buenas dosis de agua y la evacuación regular. En el yoga hay también buen número de ejercicios para favorecer el aparato digestivo, mejorándose así con mucho la digestión, y técnicas para prevenir el estreñimiento e incluso para purificar el colon.

El descanso

Descansar no es tan solo suspender una actividad o parar el cuerpo. Ése es un descanso muy pobre e insuficiente, porque el cuerpo puede estar extendido en un sofá o sentado debajo de un árbol y la mente seguir generando todo tipo de tensiones que a su vez crispan el organismo y tensan la musculatura. El verdadero reposo consiste en lo que podríamos denominar el «arte de la detención» mental y evitar las obsesiones, el charloteo mental y el trasiego de pensamientos neuróticos. En este sentido, la relajación consciente del yoga es fuente de descanso profundo; también lo es aprender a dejar de «darle a la manivela del pensamiento» y disfrutar en el aquí-ahora de los periodos de descanso. Pocas personas saben realmente reposar. Incluso hay que saber disfrutar y hacerlo desde el sosiego y el contento interior, sin apego y con la mente atenta y clara.

El sueño

El sueño profundo es una «meditación natural» que nos limpia, renueva, relaja y entona. No se trata solo del número de horas que se duerme, sino de la profundidad y calidad del sueño. Si hay tensiones neuromusculares, preocupaciones, conflictos internos, ansiedad o abatimiento, todo ello, sin duda, afecta al sueño y le impide a la persona un descanso realmente reparador. Si, por el contrario, el individuo se libera de tensiones y bloqueos somáticos, resuelve sus conflictos internos y tiene una mente sosegada y ecuánime, podrá disfrutar de un sueño tan profundo como verdaderamente reparador. El insomnio, por lo general, se debe a tensiones emocionales muy diversas; también las personas con depresión o angustia duermen mal. Como las técnicas del yoga relajan el cuerpo y sosiegan la mente, se obtendrá un sueño más profundo y beneficioso.

Las impresiones mentales

Así como al cuerpo hay que procurarle una alimentación sana, a la mente hay que proporcionarle también un buen «alimento». Si estamos permitiendo los pensamientos nocivos, las emociones insanas, todo tipo de aflicciones mentales, estamos emponzoñando la mente, mermando su energía y lesionando sus funciones; si, por el contrario, le damos pensamientos constructivos, emociones sanas, estados mentales positivos y sentimientos nobles, estamos revitalizándola, serenándola y fortaleciéndola. Las técnicas del yoga, todas ellas, incluidas las del yoga psicofísico, tienden a calmar la mente, pero las del yoga mental «drenan» el subconsciente y lo liberan de condicionamientos, robustecen la atención mental, fortalecen el carácter y desarrollan un entendimiento claro.

La persona debe poner un poco de atención, pues, a sus fuentes básicas de energía y atender así más cuidadosamente su cuerpo, sus energías y su mente. El yoga nos va enseñando a saber respirar, alimentarnos, descansar, dormir, pensar y dejar de pensar. Sin egocentrismo ni apego, una persona puede atender mejor esos vehículos que son el cuerpo y la mente.

Además de estas fuentes de energía, hay otras, como el ejercicio oportuno, la verdadera amistad, el genuino afecto, el contacto con la naturaleza, la relación con personas nobles y sensitivas, una actividad artística, el servicio social, la lectura de textos inspiradores y otras que cada uno debe ir buscando y utilizando como torrentes de vitalidad. Hay, en lo posible, que evitar la dispersión o fuga de energías, que se producen de numerosos modos, entre otros: charloteo mental y obsesiones, preocupaciones y conflictos, fricciones con los demás, ausencia de aceptación consciente de lo inevitable, enfoques incorrectos, falsas expectativas que engendran ansiedad y desencanto, atención indebida (que se dirige hacia lo banal y no hacia lo esencial), afectividad insana, egocentrismo, emociones venenosas y sentimientos enfermizos, apatía y negligencia, fragmentación psíquica y asociación con personas malevolentes u ofuscadas.

No hay ejercicio más inteligente y al alcance de todas las personas, independientemente de su edad, que el que propone el yoga psicofísico, donde se realizan un número de posiciones de automasaje y estiramiento sostenido que van atendiendo con precisión excepcional el cuerpo y sus funciones y energías. El ejercicio que propone el hatha-yoga (yoga psicofísico) no es estresante ni competitivo, no agita (como otros ejercicios violentos), sino que relaja y sosiega, cuida por igual el cuerpo y la mente y va sincronizando la unidad psicosomática. Hay posturas para todas las edades. Ya un niño de muy corta edad puede practicarlas (consulta nuestra obra *Yoga para niños*), así como, adaptándolas, un adulto por muy anciano que sea, o incluso la mujer durante todo su embarazo. Las posturas y los ejercicios respiratorios son un método magnífico de equilibrio psicosomático. Las posturas favorecen el esqueleto, tonifican sabiamente los cartílagos y «engrasan» las articulaciones; van trabajando sobre los músculos antagónicos y los mantienen en perfecto tono, inciden sobre todo en el aparato locomotor para evitar su envejecimiento prematuro (o incluso rejuvenecerlo) y lo moviliza en todos los sentidos, muy sabiamente, para que se halle en perfecto estado. También se moviliza en todos los sentidos la espina dorsal y se la flexiona en todas las direcciones para que permanezca resistente y flexible. Todas las posturas se van complementando y disponen de un gran poder para evitar crispaciones y sosegar, de tal modo que desciende el ácido láctico (signo inequívoco de relajación y calma). Acompañadas de una respiración más lenta y regular, equilibran el sistema nervioso, favorecen el inmunológico, armonizan el endocrino, y van de tal modo combinando estiramientos en una y otra dirección que todo ello activa la circulación a órganos y tejidos, por lo que se va abasteciendo de sangre a todas las zonas del cuerpo sin que ninguna pase desapercibida. No hay un solo músculo que no sea trabajado, evitándose así su rigidez y anquilosamiento. También se favorecen todos los ligamentos, plexos nerviosos, venas y arterias; se previenen innumerables trastornos del sistema circulatorio, el sistema respiratorio y el aparato digestivo. Resulta el ejercicio de mejor elección para personas mayores y con trastornos muy diversos. Cada uno hace este «poderoso y sereno ejercicio» que es el yoga físico de acuerdo con sus posibilidades y encuentra en él un excelente caudal de energía y armonía.

III

EL **YOGA** PSICOFÍSICO

El yogui trabaja y armoniza todos los niveles o componentes de su ser, para así concienciarlos y perfeccionarlos. El cuerpo no es, en absoluto, el menos importante de los elementos constitutivos de un ser humano, porque cuando enferma se convierte en uno de los más graves obstáculos en la senda hacia la Sabiduría. El yogui, consciente de ese valioso instrumento y vehículo que es su cuerpo, le concede una gran importancia, justipreciándolo y nunca subestimándolo, y se ejercita en unas técnicas que puedan mantenerlo armónico y equilibrado, y convertirlo así en un eficiente colaborador en la búsqueda introspectiva. Un cuerpo saludable, sano y resistente, que nos permita hacer uso de todas sus energías y recursos, es siempre favorable y cooperante en la persecución de superiores estadios de conciencia.

El yoga psicofísico es un yoga esencial y que por sí mismo nos ayuda a escalar hacia el conocimiento superior, pero que, además, resulta de gran utilidad para favorecer la práctica de

los otros yogas. Además, siempre y cuando su práctica se aso-
cie a la atención mental y se implique la mente en ella, se convierte, en cierto modo, en una «meditación a través del cuerpo» y el control psicofísico hace posible el dominio psicomental. El hatha-yogui utiliza su cuerpo como instrumento para el
desarrollo de la mente y la armonía de la psiquis.

El hatha-yoga es una especialísima cultura psicofísico-
energética. *Hatha* quiere decir «sol-luna», en cuanto que este
yoga, con sus técnicas, trata de equilibrar las energías positivas
y negativas (catabólicas-anabólicas), de cuyo equilibrio sobreviene un estado de salud, bienestar y vitalidad, así como una
mayor quietud para la mente y para el sistema emocional. El
hatha-yogui va mejorando el funcionamiento de todos los sistemas, funciones y energías de su cuerpo, y mediante la atención mental al cuerpo también somete las modificaciones de la
mente, aquieta su contenido, inhibe los automatismos y conquista un estado interior de sosiego profundo e incluso de
«cosmización». A través de la concienciación de la corporeidad y de su razonable control, el hatha-yogui va ascendiendo
a más elevados dinteles de conciencia y actualizando dentro
de sí mismo energías que estaban aletargadas.

Las técnicas del hatha-yoga influyen favorablemente
sobre:

- El cuerpo y sus funciones.
- Las energías.
- El carácter.
- La mente y sus funciones.
- La relación con los demás.
- El ensanchamiento de la conciencia.

Aunque en esta obra no describiremos todas sus técnicas, sino parte de ellas, digamos que el hatha-yoga consta de los siguientes grupos de técnicas:

- El *pranayama* o técnicas de control respiratorio.
- Los *asanas* o esquemas corporales.
- Los *mudras* y *bandhas*, o técnicas para el mejor aprovechamiento de las energías y la saludable acción neuromuscular, algunas de las cuales se asocian con el *pranayama*, o técnicas de control respiratorio, y que describimos más adelante.
- Los *shatkarmas* o técnicas para la purificación y limpieza del organismo, que se clasifican en seis grupos:

    - *Dhauti*: limpieza de la boca, la garganta y el recto.
    - *Basti*: limpieza del colon.
    - *Neti*: limpieza de las fosas nasales.
    - *Nauli*: purificación intestinal.
    - *Trataka*: limpieza e higiene de los ojos.
    - *Kapalabhati*: limpieza de los senos frontales.

IV

LA PRÁCTICA DE LA RELAJACIÓN
CONSCIENTE

Si la respiración es la más esencial fuente de energía, el yogui siempre ha tratado de aprovecharla al máximo, para el beneficio del cuerpo y de la mente, así como herramienta para el metódico y armónico desenvolvimiento de la conciencia. Los ejercicios yóguicos de respiración son muy especiales y, además de fortalecer el cuerpo y mejorar sus funciones, procuran vitalidad, entonan el ánimo, ayudan a refrenar los pensamientos y esclarecen el entendimiento. Todos ellos siguen unos requisitos muy exactos y precisos, que exigen un estrecho control sobre el aliento.

Los ejercicios respiratorios del yoga se denominan *pranayama*. *Prana*, como ya hemos visto, es fuerza vital que todo lo anima, y *yama* es pausa o retención. El *pranayama* es el control sobre la respiración y en el yoga psicofísico adquiere una importancia enorme. Mediante él, el yogui aprende a controlar, restringir y manipular su aliento y, de ese modo, también influye en su mente y la domina. El *pranayama* es una fuente de salud, vitalidad y armonía, sí, pero también un procedimiento para inhibir los automatismos de la mente y obtener otros estados de conciencia. No olvidemos que el *prana* rige no solo los procesos fisiológicos, sino también los pensamientos y emociones. El *prana* hace posible el complejo materia-mente y mediante su control, el yogui aprende a manejarse más conscientemente con todas sus funciones. Es apoyándose en técnicas de *pranayama*, entre otras, como numerosos yoguis han logrado un dominio tan asombroso como excepcional sobre su metabolismo, siendo capaces de hacerlo descender extraordinariamente, reduciendo también el sistema circulatorio, y pudiendo influir en su corazón y su pulso, hasta tal grado que han podido mantenerse varias horas o días en cubículos donde sólo había aire para que una persona común respirase durante unos minutos.

Las técnicas del *pranayama* se proponen regular estrechamente las energías, pero también desencadenar determinadas percepciones y estados mentales que tienen una calidad y cualidad bien distinta a la ordinaria y generan importantes modificaciones anímicas. Los yoguis en seguida descubrieron hasta qué punto a cada tipo de respiración corresponde un estado anímico, como, de igual modo, a un estado anímico va asociada una manera de respirar. La interconexión es muy estrecha entre la respiración y la mente. El *prana* también hace posible en el cuerpo tres principios esenciales: la linfa, la flema y el viento. Rige también los distintos elementos: tierra, agua, aire, fuego y éter, que están en toda la naturaleza y también en el cuerpo humano. Además opera también sobre todas las funciones orgánicas, y cuando lo hace armónicamente hay equilibrio y salud. Para los yoguis el *prana* es la energía cósmica individuada en el ser humano que se pone en marcha con el acto de la concepción, pues ya anima el óvulo y el espermatozoide y va configurando el embrión, acompañando a la persona y dándole vida hasta que el cuerpo muere. Hace posible el juego de las funciones catabólica y anabólica, y rige el metabolismo. El *pranayama*, o ejercicios de respiración yoga, regula el *prana* y produce bienestar y sosiego. El control sobre el *prana* hace posible el control sobre todas las energías: instintivas, sexuales, mentales y emocionales. Todas las técnicas del yoga psicofísico, de algún modo, nos enseñan a dominar y equilibrar esta fuerza sutil, potenciándola y armonizándola. El *prana* es la fuerza dinámica que moviliza al universo. Todos los sentidos en el ser humano, así como en los animales, funcionan gracias a él. El *prana* es el impulso creador que no deja de fluir en toda forma de vida. Las técnicas de *pranayama* nos permiten tomar y absorber más *prana*, regulándolo adecuadamente en el cuerpo y la mente; pero, además, mediante su práctica asidua ralentizamos el corazón –mejorando con mucho la salud general del cuerpo y previniendo infinidad de trastornos– y desarrollamos en altísimo grado la concentración. Como líneas atrás indicábamos, si muchos yoguis pueden hacer voluntario hasta cierto grado su sistema involuntario, es a través del estrecho control sobre la respiración, entre otros métodos. El *pranayama*, de acuerdo con la tradición antigua del yoga, rejuvenece, otorga longevidad, nos hace más ligeros y previene contra muchos trastornos.

EJERCICIOS DE RESPIRACIÓN CONSCIENTE

Antes de comenzar a practicar las técnicas de *pranayama* propiamente dichas, el practicante deberá empezar por realizar unas cuantas sesiones de algunos ejercicios de respiración consciente preparatorios para el *pranayama* y que le enseñarán a controlar su aparato respiratorio. Ha de ejercitarse en la respiración abdominal o diafragmática, la respiración media o intercostal, la respiración alta o clavicular y la respiración completa. Todos estos ejercicios energetizan, purifican, desarrollan la concentración, sedan el sistema nervioso y sosiegan. Deben llevarse a cabo con mucha atención y evitando cualquier esfuerzo. Aunque pueden ejecutarse también sentado o de pie, las primeras veces es mejor realizarlos extendido sobre la espalda en el suelo. Hay que irse acostumbrando a tomar tanto aire como sea posible y a exhalarlo por completo.

Respiraciones abdominales

Dirige el aire lentamente por la nariz hacia el vientre y el estómago, para después exhalarlo en el mismo tiempo aproximadamente también por la nariz. Si ejecutas esta respiración correctamente, al inhalar, se dilatan el vientre y el estómago, que vuelven a la posición inicial al exhalar.

Beneficios: ejerce un saludable masaje abdominal, seda el sistema nervioso, desbloquea e induce a una relajación profunda, perfecciona el sistema respiratorio y previene contra trastornos gastrointestinales.

Respiraciones intercostales

Conduce el aire lentamente por la nariz hacia la zona media del tórax, hacia los costados. Expúlsalo en el mismo tiempo aproximadamente por la nariz. Si efectúas bien esta respiración, al inhalar se dilata la zona media del tórax, que vuelve a su posición inicial al exhalar.

Beneficios: purifica y perfecciona el aparato respiratorio, amplía la capacidad pulmonar, ensancha la caja torácica, previene contra trastornos de las vías respiratorias y estabiliza la acción cardiaca.

Respiraciones claviculares

Haz que pase el aire por la nariz hacia la zona más alta del tórax, hacia las clavículas, para después exhalarlo en el mismo tiempo aproximadamente que lo inspiraste. Si se realiza bien este ejercicio respiratorio, al inhalar se dilata todo el tórax, que regresa a la posición de partida al exhalar.

Beneficios: perfecciona y fortalece el aparato respiratorio, estimula los alvéolos pulmonares, ensancha la capacidad torácica, tonifica el corazón, estimula los músculos torácicos, previene contra trastornos respiratorios y mejora la acción cardiaca y circulatoria.

Respiraciones completas

Dirige el aire lentamente por la nariz en primer lugar hacia el vientre y el estómago. Ininterrumpidamente, conduce a continuación el aire hacia la zona media del pecho y después, sin parar, hacia la zona más alta del tórax. A continuación exhálalo en el mismo tiempo por la nariz. Si ejecutas correctamente esta respiración, al inhalar se dilatan primero el vientre y el estómago, después la zona media del pecho y por último todo el tórax.

Beneficios: favorece todo el aparato respiratorio y previene contra los desórdenes que pueda padecer, energetiza y revitaliza, seda el sistema nervioso, equilibra las emociones, desarrolla la capacidad de atención y concentración, regula la acción cardiaca y previene contra trastornos coronarios, mejora la función cerebral, despeja de impurezas los canales de energía, por lo que el *prana* puede circular más libremente por ellos y prepara para la realización de las técnicas de *pranayama*.

Paulatinamente se va perfeccionando la técnica. En todos los ejercicios hay que inhalar y exhalar tanto como se pueda sin forzar, así como ir haciéndolo lentamente y tratar de que la inspiración y la espiración duren aproximadamente lo mismo. Todo esfuerzo está contraindicado y la mente debe, con suma atención, seguir todo el proceso respiratorio.

El practicante dedicará varias sesiones sucesivamente a cada uno de estos ejercicios respiratorios, que pueden efectuarse durante cinco o diez minutos. Cuando haya perfeccionado estos ejercicios, puede realizar las respiraciones completas con retención, consistentes en mantener el aire a pulmón lleno evitando esfuerzos excesivos.

TÉCNICAS DE PRANAYAMA

La mejor manera de realizar las técnicas de control respiratorio del yoga, o *pranayama*, es en una posición de sentado, con la espina dorsal muy erguida. Existen gran número de ejercicios de *pranayama*, pero describiremos los más clásicos y esenciales, recogidos ya en los antiguos textos de yoga. Tales son la respiración alternada, la respiración *ujjayi* o victoriosa, la respiración solar o *suryabeda*, la respiración de limpieza del cerebro o *kapalabatti*, la respiración del fuelle del herrero o *bhastrika* y la respiración refrescante o *sitali*. Hay muchas otras que hemos abordado en otros de nuestros libros.

La respiración alternada

Adoptada la postura de meditación o sentado erguido en una silla, te servirás de los dedos pulgar, anular y meñique de la mano derecha para alternar el aire por una y otra fosa. Para ello, dobla sobre la palma de la mano derecha los dedos índice y medio, y utiliza el pulgar para cerrar la fosa nasal derecha y el meñique y el anular para hacer lo mismo con la izquierda, pero si lo prefieres también puedes servirte solo de dos dedos: el pulgar (para cerrar la fosa nasal derecha) y el índice (para la fosa nasal izquierda). Procede de la siguiente manera:

- Cerrando la fosa nasal derecha, inhala lentamente por la fosa nasal izquierda hasta llenar el tórax de aire por completo, ya que se trata de una respiración eminentemente torácica.
- Tapando la fosa nasal izquierda, exhala lentamente por la fosa nasal derecha, en el doble de tiempo aproximadamente que inhalaste.
- Cerrando la fosa nasal izquierda, inhala por la fosa nasal derecha.
- Taponando la fosa nasal derecha, exhala por la fosa nasal izquierda en el doble de tiempo que inspiraste.

Hasta aquí has realizado un ciclo completo. Se trata de exhalar siempre por la fosa nasal opuesta a la que se inhaló y de inhalar por la misma que se exhaló. Puedes efectuar una docena de ciclos o más. Cuando después de varias sesiones te hayas familiarizado con esta técnica, es el momento de introducir la fase de retención, de acuerdo con tu capacidad y sin forzar en absoluto.

Beneficios: equilibra todas las energías del organismo; estabiliza la acción cardiaca y favorece todo el sistema respiratorio; previene contra la ansiedad, el estrés y la psicastenia; aumenta la capacidad de concentración; previene la sinusitis, la rinitis y los catarros crónicos y seda el sistema nervioso.

La respiración victoriosa

Establecida la posición, con la columna vertebral muy erguida, inclina la cabeza y clava el mentón con firmeza en la raíz del pecho, cerrando así parcialmente la glotis y realizando la llamada, en el yoga, «llave del mentón», de gran ayuda para regular y bloquear el aire. Inhala de manera lenta y pausada por ambas fosas nasales a fin de llenar hasta el límite los pulmones de aire, a la vez que contraes considerablemente las paredes abdominales. Retén el aire hasta tu límite razonable, con la contracción abdominal, y luego, cerrando la fosa nasal derecha con el pulgar de la mano derecha, exhala el aire por la fosa nasal izquierda en el doble de tiempo que lo inhalaste. Hay también una modalidad que consiste en expulsar el aire por ambas fosas nasales. Realiza este *pranayama* de cinco a diez minutos y ponle término con una respiración completa.

Beneficios: mejora el funcionamiento glandular en general; equilibra el funcionamiento de la glándula tiroides; elimina las flemas; estimula el sistema nervioso; aumenta la capacidad de los pulmones y los purifica; incrementa la secreción de jugos gástricos y ayuda a digerir; seda el sistema nervioso y pacifica la mente; ejerce masaje sobre el corazón; purifica el cerebro; previene contra la astenia general, la depresión, la dispepsia, el asma y los trastornos pulmonares; despeja los senos frontales y mejora la nutrición de los tejidos, enriqueciendo la calidad de la sangre; disminuye el metabolismo y mejora todas las funciones orgánicas.

La respiración solar

Afirmado en la posición, cierra la fosa nasal izquierda e inspira tanto como puedas por la derecha, hasta llenar los pulmones de aire, con una ligera contracción abdominal, que es mucho menos pronunciada que en la anterior técnica de *pranayama*. Retén el aire según tu capacidad y a continuación, cerrando la fosa nasal derecha, exhala el aire por la izquierda en el doble de tiempo que lo inspiró. Durante la retención, tapona ambas fosas. Puedes practicar esta respiración durante diez minutos; siempre se toma el aire por la fosa nasal derecha y se expulsa en el doble de tiempo por la izquierda.

Beneficios: purifica los senos frontales; vigoriza los tejidos pulmonares; equilibra la energía del organismo; aumenta la vitalidad psicosomática; previene contra la rinitis, la cefalalgia y el reuma; ayuda a frenar el asma tensional; combate la hipotensión y previene contra la psicastenia y la depresión.

La respiración de limpieza del cerebro

Adopta una postura estable y mantente muy erguido, con la cara mirando al frente. Inspira profundamente por la nariz y luego exhala tanto aire como puedas, también por la nariz. Permite que se produzca la siguiente inhalación y, a continuación, espira rápida y enérgicamente por la nariz, como en una poderosa ráfaga, contrayendo para ello muy vigorosamente las paredes abdominales. Permite que se produzca la siguiente inhalación y procede a exhalar con el mismo ímpetu. La inhalación es más pasiva y la exhalación, por el contrario, es muy activa. La inhalación dura, aproximadamente, cuatro veces el tiempo de la exhalación. Se trata de una respiración abdominal, por lo que al inspirar se dilatan pronunciadamente el vientre y el estómago, que se retraen de manera visible al exhalar en ráfaga. Inhala y exhala sucesivamente hasta sentir los primeros síntomas de fatiga y así habrás concluido un ciclo. Puedes realizar varios ciclos, pero evita el esfuerzo.

Beneficios: favorece el aparato respiratorio en general, oxigenando muy eficazmente los pulmones; purifica y mejora el sistema respiratorio; favorece el sistema circulatorio; equilibra el metabolismo; abastece de fuerza vital o *prana*; aumenta la capacidad de resistencia de todo el organismo; previene contra el envejecimiento prematuro del cerebro; tonifica vigorosamente las vísceras abdominales; previene contra afecciones pulmonares, entre otras el asma y los catarros crónicos; estimula la concentración mental; libera de impurezas las vías respiratorias; fortalece los tejidos pulmonares e induce a la relajación profunda y sedante.

La respiración del fuelle del herrero

Se la denomina así porque al practicarla se emite un ruido parecido al del fuelle del herrero. Es una respiración muy vigorosa y que requiere una posición muy estable. A diferencia de la anterior, la inhalación y la exhalación, que se suceden con rapidez, duran aproximadamente lo mismo y son ambas muy activas. Consiste en inhalar y exhalar de forma rápida y superficial, dejando que intervengan el estómago y el pecho. Cada ciclo es una sucesión de rápidas y vigorosas inhalaciones y exhalaciones, hasta que la persona experimenta el primer síntoma de fatiga y procede a descansar. La inspiración y la espiración, insistimos, duran aproximadamente lo mismo. Es posible realizar varios ciclos, que pueden irse aumentando en la medida en que se avanza en la práctica. Se puede dar por terminada la práctica del *bhastrika* haciendo un ciclo de respiración alternada. Hay otras modalidades de *bhastrika*, pero ésta resulta la más sencilla de practicar. Hay que evitar, por supuesto, cualquier esfuerzo y descansar siempre que sea necesario.

Beneficios: despeja los senos frontales; previene contra la sinusitis y trastornos afines; activa la circulación sanguínea; tonifica el hígado y el páncreas; mejora el funcionamiento general del cerebro; aumenta los jugos gástricos; vigoriza todo el organismo; despeja de impurezas los conductos energéticos y permite una mejor circulación de la fuerza vital o *prana*; previene contra trastornos respiratorios, desórdenes nerviosos, asma y anemia, y perfecciona toda la actividad cerebral.

Respiración refrescante

Adoptada la postura, proyecta, en forma de tubito, la lengua un poco más allá de los labios y entre éstos. A continuación inspira lentamente por la boca hasta llenar por completo los pulmones; efectúa la retención del aire de acuerdo con tu capacidad y exhálalo por la nariz en el doble de tiempo que invertiste en la inhalación. Esta técnica exige un leve control de las paredes abdominales. Puede efectuarse de cinco a diez minutos.

Beneficios: refresca el organismo, ayuda a combatir la sensación de hambre, favorece los ojos y los oídos, facilita la quietud de la mente y la inhibición de los automatismos mentales, y previene contra algunos trastornos hepáticos y el exceso de bilis.

Limpieza de las fosas nasales

Cuando hay exceso de mucosidad es muy difícil ejecutar la respiración y por ello los yoguis concibieron hace siglos técnicas muy útiles y de fácil ejecución para despejar de mucosidades las fosas nasales. Tres son las más habitualmente realizadas:

a) Verter agua tibia en el hueco de la mano, echar la cabeza hacia atrás, deslizar el agua por las fosas nasales (sorbiendo ligeramente) y expulsarla por la boca. Con el ejercitamiento adecuado, también se puede tomar por la boca y expulsar por la nariz.

b) Con ayuda de una tetera, encontrando la idónea inclinación de la cabeza, echar agua por una fosa para que emerja por la otra. Se prepara una tetera con agua tibia y se inserta el pitorro en una de las fosas nasales, se halla la perfecta inclinación de la cabeza y se comprueba que el agua entra por una fosa y fluye libremente por la otra; después se inserta el pitorro en la otra fosa nasal y se invierte el procedimiento.

c) Aunque parece difícil, es también fácil. Consiste en lubricar un cordón de tela o una sonda fina, que se inserta por una de las fosas nasales y se saca por la boca, con la ayuda de los dedos índice y anular de la mano; después se repite la operación por la otra fosa nasal.

Estos sencillos procedimientos naturales tienen por objeto limpiar y despejar las fosas nasales, pero además han demostrado ser muy eficientes para prevenir la sinusitis, la rinitis y diversos trastornos de las fosas nasales. El agua tibia utilizada se puede salar ligeramente si el practicante comprueba que así le es de mayor ayuda.

TÉCNICAS PARA POTENCIAR LOS BENEFICIOS DEL PRANAYAMA

Existen dos técnicas que se pueden asociar con la retención del aire y que intensifican aún más los efectos y beneficios de la respiración yóguica. Estas técnicas se denominan «la llave del mentón» y «la llave de los esfínteres anales», y también se pueden ejecutar independientemente del *pranayama*, pero realizadas durante la retención del aire resultan excepcionales para el máximo aprovechamiento de la fuerza vital. Forman parte del grupo de técnicas conocidas como *bandhas*.

La llave del mentón

Tras la inhalación, se inclina la cabeza y se fija firmemente el mentón contra la raíz del tórax, contrayendo la musculatura del cuello y cerrando tanto como sea posible la glotis. Después de la retención, se levanta la cabeza y se exhala.

Beneficios: previene contra determinadas dolencias de la garganta, mejora el funcionamiento de la glándula tiroides, influye benéficamente sobre el plexo laríngeo, fortalece las vértebras cervicales, tonifica todos los músculos y nervios del cuello, facilita la introversión mental, tonifica la médula oblonga y facilita el control del aliento.

La llave de los esfínteres anales

Tras la inhalación y durante la retención del aire, se contraen muy vigorosamente los esfínteres anales, «tirando hacia arriba» tanto como se pueda y contrayendo ligeramente las paredes del abdomen. Se deshace la llave para exhalar.

Beneficios: mejora el colon y los intestinos, tonifica el recto y previene contra sus anomalías, facilita la evacuación, previene contra las hemorroides, favorece el sistema simpático, evita trastornos de la próstata, beneficia la vejiga, controla el aliento e intensifica el aprovechamiento de las energías.

V

LA PRÁCTICA DE LAS
POSICIONES CORPORALES

¿QUÉ ES UN ASANA O POSTURA DE YOGA?

Un *asana* es una posición corporal estática y que por ello mismo tiende a estabilizarse. Los *asanas* o posiciones corporales estáticas se han utilizado para la meditación, por un lado, y para, por otro, favorecer todo el cuerpo, sus funciones y energías. Estas posiciones, que son muy numerosas y han sido experimentadas a lo largo de milenios, le hacen adoptar al cuerpo posturas que de otro modo jamás asumiría, incluyendo así todos sus órganos y sistemas. Los *asanas* de meditación son herramientas de quietud interior y búsqueda introspectiva, que se han utilizado en diversas latitudes y no solo en la India. Las posturas para el equilibrio y beneficio psicosomático también procuran mucho sosiego y se encargan de acceder a todas las áreas del cuerpo, sin que ninguna pase desapercibida. Representan el más inteligente ejercicio psicofísico que el ser humano haya podido concebir, donde nada se deja al azar.

Estas posturas de cultura psicosomática han sido, muchas de ellas, designadas con nombres de animales, plantas, héroes, sabios y divinidades, ya que a través del esquema corporal y la adecuada actitud interior, el yogui busca su identificación con el proceso cósmico.

Estableciendo el cuerpo en posiciones que de otro modo, como hemos indicado, nunca adoptaría, el *asana* consigue una influencia muy beneficiosa sobre las articulaciones, las glándulas, los órganos y vísceras, los músculos, los tendones, los nervios, los plexos, los centros de energía, la espina dorsal y todas las funciones orgánicas. Se busca así el perfecto equilibrio del cuerpo, pero involucrando en todo el proceso a la mente para que ésta se integre y armonice. Hay *asanas* que ejercen masajes sobre determinadas zonas del organismo, otros que van abasteciendo de abundante sangre sus distintas partes y otros que estabilizan la acción cardiaca, regulan las energías fisiológicas o perfeccionan el funcionamiento del aparato digestivo. Todos ellos dotan de flexibilidad al cuerpo, mejoran la circulación sanguínea y perfeccionan el aparato respiratorio. Aparte de sus efectos y beneficios físicos, que son numerosísimos, todo *asana* disciplina la voluntad, fortalece el carácter y activa la atención mental. Hay una influencia muy notable de los *asanas* sobre el sistema nervioso y el metabolismo. Todos, realizados con la actitud mental correcta, estimulan las funciones de la mente, desarrollan la concentración y otorgan calma y claridad. Los *asanas*, por otro lado, tienen un gran poder para desbloquear, eliminar todas las tensiones e inducir a un estado de relajación muy profunda y reparadora. De ese modo, trabajan en tres planos: el físico, el mental y el energético. Los *asanas* que se pueden hacer por uno y otro lado del organismo desarrollan una equilibrada simetría del cuerpo.

En otras de nuestras obras hemos insistido en los definidos efectos de los *asanas* sobre cada sistema del cuerpo. No
obstante, haremos algunas referencias más a sus beneficios
orgánicos. El *asana* procura armonía al sistema endocrino y,
tranquilizando las emociones, la mente y el cuerpo, genera un
adecuado equilibrio en el funcionamiento de las glándulas.
Hay posturas para regular el funcionamiento de la tiroides y
otras para el de las suprarrenales u otras glándulas. Al equilibrar el funcionamiento glandular, previenen contra muchas
disfunciones y enfermedades.

La influencia de las posturas yóguicas sobre el sistema
nervioso son innegables. Lo sedan de tal modo que luego la
persona está mucho más tranquila y es menos reactiva en su
vida cotidiana o incluso ante los contratiempos. Hay yoguis
que logran influir estrecha y benéficamente sobre el sistema
nervioso simpático. Los *asanas* equilibran los sistemas simpático y parasimpático, además de ejercer estiramientos y masajes
sobre los nervios espinales y la médula espinal.

Las posturas mejoran el riego sanguíneo en todo el cuerpo y favorecen el corazón. Todas ellas son favorables para el
sistema circulatorio y por supuesto para las arterias y venas, ya
que se van encargando de abastecer de sangre a unas y otras
zonas y previenen contra las venas varicosas. Asimismo, la
influencia directa sobre el aparato locomotor es incuestionable
y las posturas no solo previenen contra innumerables trastornos reumáticos, sino que mantienen elástico, resistente y
joven el aparato locomotor, prestando especial atención a la
espina dorsal, a la que movilizan en todas las direcciones para
mantenerla elástica, joven y resistente.

El *asana* asociado a una respiración más regular y lenta
está también favoreciendo el aporte de nutrientes a las células

y mejorando los tejidos. Igualmente ralentiza el metabolismo, equilibra psicosomáticamente, activa las defensas del sistema inmunológico y tiene una indiscutida capacidad preventiva, terapéutica y recuperativa. Pero todo *asana*, además, dado que necesariamente debe implicar a la mente, desarrolla la concentración y sanea el contenido mental. Los *asanas* son magníficos para reducir el estrés, la hipertensión arterial, la angustia, la psicastenia y el abatimiento. Con sus definidos estiramientos –que siempre deben ser sostenidos– y penetrantes masajes, el *asana* no deja de influir en ninguna zona del cuerpo y llega a todos los nervios, músculos, tendones y fibras. Todos los *asanas* se van complementando.

Sin embargo, para que procuren todos sus beneficios, hay que observar lo más rigurosamente posible unos requisitos al ejecutarlos:

- Haz siempre el *asana* con movimientos conscientes y lentos, y nunca rápidos o bruscos.
- Realiza la postura hasta donde te sea posible según tu capacidad y llevando el estiramiento hasta tu límite razonable (no más allá), y mantén la postura estáticamente.
- Pausa y regula la respiración por la nariz.
- Permanece muy atento, involucrando siempre la mente en el cuerpo y evitando distracciones.
- Aplica esfuerzos bien medidos y paulatinos, pero nunca excesivos.

La postura, pues, consta de tres fases: hacerla, mantenerla y deshacerla. El verdadero hatha-yoga siempre observa estas tres fases. La postura se hace y se deshace con lentitud, y se mantiene estáticamente. Hay posturas que se mantienen quince o veinte segundos y otras que se pueden prolongar varios minutos. Hay que ir paulatinamente aumentando los tiempos de mantenimiento de la postura. Este mantenimiento es esencial, porque gracias a él los masajes son muy profundos, el estiramiento muy eficaz y la mente puede integrarse con el cuerpo. La postura mantenida es la que reporta todos los beneficios psicosomáticos, afirma el carácter, desarrolla calma y ecuanimidad, y favorece el equilibrio de todos los procesos psicofísicos. Al mantener el estiramiento, luego se produce la reacción perseguida: la descontracción profunda; estirando y soltando, se libera el cuerpo de todos los bloqueos y crispaciones, se mejora el riego sanguíneo y se beneficia el nutrimento a los tejidos. El estiramiento, asimismo, irriga el músculo de sangre, lo alarga y flexibiliza, lo fortalece y tonifica. El cuerpo se mantiene más joven, flexible y vital. Las posturas y la respiración adecuada van restableciendo los «equilibrios» perdidos en los diferentes sistemas orgánicos y permiten que las energías tendentes a una verdadera armonía se desencadenen libremente y fluyan.

Desde antaño los yoguis han considerado que este cuerpo humano es una herramienta que merece un considerable cuidado para que no se convierta en un obstáculo mayor en la senda hacia la Sabiduría. Esta atención debe estar libre de aferramiento u obsesión, pero ha de ser lo suficientemente inteligente y consistente para que el organismo permanezca armónico y saludable. En este sentido las posturas de yoga no tienen parangón y, complementándose con asombrosa precisión, van corrigiendo los malos hábitos posturales; desde la conciencia (pues la atención pura debe estar siempre presente en la ejecución de las posturas), van disipando tensiones y crispaciones y ayudando a superar la rigidez que deteriora prematuramente el cuerpo. La atención permite ir ejerciendo el control necesario sobre el cuerpo y saber hasta dónde puede conducirse la postura, acompañada de la respiración regular. De ese modo no solo se disuelven los bloqueos y tensiones, sino que también se ejerce una acción muy sedante sobre el sistema nervioso y se modifican modelos mentales. En la medida en que la persona se conciencia de su cuerpo a través de los esquemas corporales, luego también en la vida diaria está más pendiente de modo espontáneo de sus posturas físicas y evita posiciones nocivas que innecesariamente provocan rigidez, tensiones y bloqueos. Así se beneficia además la mente, dada la estrechísima relación entre lo somático y lo psíquico. Muchas personas tienen muchos hábitos perniciosos en sus posturas en la vida diaria debido a que la ansiedad, el abatimiento o el estrés van condicionando esas posturas insanas. Por ejemplo, un individuo deprimido tiende a encorvarse (así perjudica su columna vertebral, su caja torácica, su corazón, etcétera), sus músculos faciales se tensan y acartonan, su respiración es irregular y escasa y, en suma, esa caja de resonancia que es el cuerpo está reaccionando al estado mental doloroso. Esa persona, precisamente, debe tratar de trabajar no solo sobre su mente y su psiquis, sino también sobre su cuerpo. El yoga físico le será de excepcional ayuda. A nuestros alumnos con ansiedad, depresión o desórdenes psíquicos siempre les insistimos en lo poderoso que resulta el hatha-yoga para refrenar y ayudar a solventar los trastornos psicológicos.

Mediante la ejecución de las posturas, la persona aprende a cooperar activamente en su equilibrio psicofísico. Al ser mucho más consciente y dueña de su cuerpo, se encuentra en mejor disponibilidad en la vida diaria para no incurrir en posiciones físicas insanas. Por el control del cuerpo se llega al control de la mente, como por el dominio de la mente se llega al del cuerpo. Los yoguis –nunca nos cansaremos de remarcarlo, porque en este sentido se situaron a años luz de lo que habría de ser milenios después la ciencia psicosomática– descubrieron muy pronto la unidad de cuerpo y mente, y se percataron de que para el cuidado adecuado del primero no servía un ejercicio somático que excluyera la segunda, sino que era necesario un buen estudio y preciso ejercitamiento psicosomático, donde la mente, pues, siempre estuviera implicada.

Por eso, si se ejecutan las posturas de acuerdo con el verdadero yoga clásico, deben siempre tener tres fases: hacer, mantener y deshacer. La primera y la última son suavemente dinámicas y la segunda, estática. Sin esta segunda fase no se puede hablar de una ejecución verdaderamente yóguica de las posiciones. Los efectos insanos o indeseables que se dan en muchos métodos de simple cultura física jamás se producen en el yoga físico. Bien al contrario, la práctica de las posturas, posible para personas de todas las edades, previene infinidad de trastornos y le enseña al practicante a servirse armónicamente de su cuerpo, dosificar los esfuerzos y energías sabiamente, activarse y relajarse a voluntad e incluso imponerse la respuesta de relajación en la máxima acción o momentos de tensión. Se trata de un conocimiento experiencial del cuerpo, que nada tiene que ver con un conocimiento conceptual o académico. Se aprende así a mantener también el cuerpo armonizado en la vida diaria, evitando el desequilibrio entre uno y otro lado, contracturas o bloqueos, posiciones insanas que originan trastornos del aparato locomotor. Pero más aún, la persona aprende a percatarse de la tensión que se produce en un momento dado en una zona de su cuerpo y a disiparla, o bien a darse cuenta de cuándo su cuerpo ha adoptado una mala posición (a veces por reacciones neuróticas, angustia, somatizaciones muy diversas) y a poder corregirla. Si todo estado mental o emocional tiene una repercusión en el cuerpo, el yogui aprende a captarla y puede «descodificarla», sin permitir así que ese perturbador estado mental o emocional modifique insanamente la posición del cuerpo y ejerza bloqueos en diferentes zonas; pero, además, al resolver esos bloqueos o disipar eficientemente tensiones residuales o modificar la postura (si se descubre, por ejemplo, encorvado por apesadumbramiento, debe erguirse y «abrirse»), evita la acumulación de mayor ansiedad o angustia. Se van previniendo los desequilibrios de coordinación, las nocivas posiciones cronificadas, la asimetría entre los dos lados del cuerpo, la mala ubicación de la espina dorsal o el tronco y la posición nociva de los hombros, el tórax, el vientre y las caderas.

Todo este importantísimo proceso de concienciación de la corporeidad se va produciendo gracias al atento ejercitamiento de las *asanas*, que van abordando y «despertando» todo el cuerpo. Mediante la atención, la respiración y la relajación, el practicante sabe en la vida diaria cómo evitar que las reacciones mentales y emocionales perturbadoras repercutan de manera nociva en su cuerpo y modifiquen insanamente su actitud postural. Infinidad de tensiones, contracciones, crispaciones y bloqueos energéticos se prevendrán o eliminarán con mayor facilidad. Así graves somatizaciones se evitarán y el prematuro envejecimiento de los sistemas del cuerpo será frenado. Mientras podamos permanecer alejados de la enfermedad, debemos tratar de mantener un cuerpo armónico, elástico, libre de tensiones excesivas y que coopere así amigablemente en la evolución interior, en lugar de volverse un grave obstáculo de ella. Por todo ello en el verdadero hatha-yoga la corporeidad y la mentalidad siempre operan conjuntamente y todas esas formas degradadas de yoga que son el yoga dinámico o el deportivo, por ejemplo, al no implicar la mente como debe ser implicada y al no utilizar las posiciones como debe ser, se apartan del espíritu y la práctica del auténtico yoga, y se convierten en paupérrimos sucedáneos. A lo más pueden engañosamente fortalecer o tonificar el cuerpo, pero no se ocupan de la búsqueda y armonía del Yo ni previenen los riesgos que su práctica a menudo entraña. Todo trabajo yóguico es somático, mental y emocional, porque el yoga es un método de desarrollo integral, con un espíritu verdaderamente holístico. El ser humano es una entidad psicofísica y las culturas gimnásticas o los métodos de educación física de Occidente parecen desconocer esa contundente realidad. El saludable control sobre el cuerpo, a la luz de la conciencia clara, favorece el florecimiento de emociones positivas y estados mentales sosegados. La práctica de las posturas va consiguiendo una magnífica armonía del sistema esquelético, sí, pero también la serenidad del espíritu, porque el trabajar como se debe con el cuerpo se equilibra la actividad psicomental. Al aprender a coordinar su cuerpo, el practicante se ejercita en armonizar su mente. Uno aprende a conocer sus reacciones somáticas e incluso a hallar el centro de gravedad de su cuerpo. Si el mantenimiento de las posturas es tan esencial y distingue a las sanas como un método único en su género de cultura psicofísica, es porque mediante ese mantenimiento la persona logra:

– Integrar la mente en su cuerpo.

– Desarrollar la atención pura que le permite, libre de juicios y prejuicios, sentir las presiones, masajes y estiramientos, así como concienciar lúcidamente los sistemas y funciones del cuerpo.
– Convertir la corporeidad en instrumento liberatorio.
– Instalar una respiración armónica y equilibrante.
– Aprender a relajarse en el estiramiento y poder así conseguir un estiramiento extra para volver a relajar.

El verdadero hatha-yoga exige que todas las posturas, como ya hemos señalado, dispongan de una fase de mantenimiento. Esa fase es de primordial importancia en cuanto al trabajo sobre la consciencia y el cultivo metódico, armónico y progresivo de la atención pura o consciente, porque permite la percepción directa e intensa de las sensaciones en el cuerpo y asimismo de la interiorización. Así, el cuerpo se torna una preciosa herramienta para la evolución consciente y el practicante va aprendiendo a conectar con la respiración, otorgarle quietud a la mente y vivir la posición corporal como medio de fecunda e inspiradora introspección. Mediante el dominio de la postura corporal se va a regular la mente, ensanchar la consciencia y elevar el dintel de la atención pura, es decir, aquella que, libre de juicios, se limita a captar y sentir. El practicante va aprendiendo a concienciar todo su cuerpo e integrándose con su corporeidad, la vive de primera mano, conecta con su sabiduría y se realiza un perfecto control psicosomático, a la par que se desarrollan factores de perfeccionamiento anímico tan importantes como el sosiego, la ecuanimidad, la paz interior y la lucidez. Se intensifica la energía y se desencadena la percepción penetrativa y clara. El trabajo consciente sobre el cuerpo se torna trabajo sobre la psiquis. El practicante medita a través del cuerpo, sintiendo en profundidad y sin reaccionar, con la mente aquí y ahora a través de la corporeidad, liberándose de la dispersión mental y la agitación emocional. Este formidable trabajo consciente no sólo armoniza éste, sino también los planos energético, emocional, mental y supramental. Sólo el verdadero hatha-yoga tiene esta magnífica capacidad para reintegrar y equilibrar todos los planos del ser humano y cooperar eficazmente en la elevación y acrecentamiento de la consciencia, así como en la más inspiradora y reveladora interiorización. Del mismo modo que la consciencia debe estar muy presente durante la ejecución de las posturas (sobre todo durante la fase de mantenimiento), también debe estarlo cuando se ejecutan las técnicas de pranayama u otras muy valiosas del hatha-yoga. En la medida en que la persona aprende a meditar, también ejecutará las posiciones corporales con una actitud meditativa muy provechosa y experimentará todas las cualidades del cuerpo e incluso del cuerpo energético. Los yogas sucedáneos, tales como los deportivos, o los que inexplicablemente se ejecutan en ambientes con temperaturas hasta de cuarenta grados (que desde el punto de vista de muchos especialistas es una temeridad y una práctica insana) o los denominados atléticos, nunca podrán ofrecer el alcance psicosomático del verdadero hatha-yoga y mucho menos su capacidad de confortadora y reveladora introspección.

PLANIFICACIÓN DE UN PROGRAMA

Como en el yoga existen gran número de posturas, las combinaciones para preparar un programa son prácticamente innumerables. El practicante puede concebir y ensayar sus propios programas e ir incorporando a la práctica nuevas posiciones, si bien en la veintena de ellas más importantes hay que insistir y concederles absoluta prioridad. Una sesión de yoga puede durar de quince minutos a dos horas, dependiendo de la disponibilidad que se tenga. Lo idóneo es la práctica regular, aunque la sesión sea corta. A lo largo de más de tres décadas de docencia, hemos configurado nuestras clases de acuerdo con el siguiente modelo:

- Ejercicios dinámicos de calentamiento, que duran unos diez minutos.
- La práctica de las posturas de yoga.
- Unos minutos de práctica de respiración consciente de yoga.
- Unos minutos de relajación profunda.

Incluimos en esta obra diez programas, mediante los cuales el practicante podrá ir configurando muchos otros, ya sea sustrayendo, añadiendo o cambiando posturas. Los programas que incluimos son, pues, orientativos e indicativos, pero desde luego, si lo desea, el practicante puede ajustarse a ellos y le serán de gran eficacia; puede practicar uno cada día o cada dos días, según la regularidad de la práctica. Con el entrenamiento adecuado, las posiciones pueden irse manteniendo más tiempo del indicado, en la medida en que el ejercitamiento regular va facilitando la práctica de los *asanas*.

Ejercicios dinámicos de calentamiento

Los ejercicios dinámicos de calentamiento difieren de acuerdo con el maestro o instructor que imparta el método y, así, hemos tenido ocasión, en la misma India, de asistir hace muchos años a sesiones de yoga donde se prestaba muchísima atención a ellos –incluso se prolongaban por espacio de más de media hora– y a otras en las que ni siquiera eran considerados. Como ejercicio de calentamiento puede utilizarse el saludo al sol, efectuándolo media docena de veces, o bien una serie de sencillos ejercicios dinámicos para tonificar y calentar el cuerpo sobre la base de las posiciones de yoga. Aunque estos ejercicios dinámicos no son imprescindibles, sí son aconsejables, y de manera muy especial para personas que no están lo suficientemente elásticas. Hay que hacerlos con cuidado y cada individuo debe imponerse un ritmo más rápido o lento, más intenso o moderado, de acuerdo con sus preferencias y con su grado de elasticidad. Desde hace más de tres décadas, cuando inauguramos nuestro centro de yoga, siempre hemos impartido unos ocho o diez minutos de ejercicios de calentamiento en preparación para las posiciones del yoga. Nos servimos –a fin de cubrir todo el cuerpo– de los siguientes ejercicios dinámicos:

En el suelo:
- Sentado entre los talones, flexiones del tronco hacia atrás y hacia delante.
- Boca abajo en el suelo, con las palmas de las manos sobre el piso a la altura de los hombros, flexiones del tronco hacia atrás, doblando por la cintura.
- Con las manos debajo de los muslos y la barbilla apoyada en el suelo, elevaciones de piernas.
- Sentado, con las piernas separadas y rectas, flexiones de una y otra pierna.
- Sentado, con las piernas juntas y rectas, flexiones hacia delante.

- Sentado, rotaciones de uno y otro pie, en uno y otro sentido.
- Sentado, rotaciones de cabeza en uno y otro sentido.
- Sentado, rotaciones de manos en uno y otro sentido.
- Extendido sobre la espalda, elevaciones de piernas en ángulo recto con el tronco.

De pie:
- Con las piernas juntas, flexiones del tronco hacia delante.
- Con las piernas separadas y las manos en las caderas, flexiones a uno y otro lado en lateral.
- Con las piernas separadas y las manos entrelazadas en la espalda, flexiones hacia delante.
- Con las piernas separadas y las manos en las caderas, torsiones.

Puede el practicante ejecutar una decena de veces cada ejercicio y después extenderse en el suelo y hacer una pequeña pausa de relajación para a continuación dar comienzo a la práctica de las posturas. Es recomendable, como norma general, tomar siempre el aire al ascender el tronco y exhalarlo al descenderlo.

PRIMER PROGRAMA

POSTURA DE LA PINZA:

1. Siéntate en el suelo con las piernas juntas y estiradas.
2. Inclina el tronco lentamente hacia delante, acercándolo tanto como sea posible a las piernas.
3. Sitúa las manos en las plantas de los pies o los tobillos y aproxima tanto como puedas los antebrazos al suelo y la cara a las rodillas. Mantén la posición un minuto y hazla dos veces.

Beneficios: estira, vigoriza y revitaliza todos los músculos posteriores del cuerpo; desbloquea, elimina crispaciones y tensiones e induce a la relajación profunda; ayuda a superar el estrés y la ansiedad, sedando el sistema nervioso y tranquilizando la mente; ejerce un beneficioso masaje sobre la cavidad abdominal, mejorando el funcionamiento de todos los órganos del abdomen; estabiliza la acción cardiaca y previene contra el infarto de miocardio; mejora el riego sanguíneo a todo el cuerpo y aumenta la capacidad de resistencia; mantiene la espina dorsal elástica, joven y fuerte, y previene contra el lumbago, la ciática, la escoliosis, la fatiga crónica, el nerviosismo y la ansiedad.

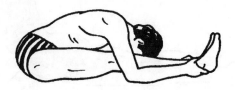

Postura de la pinza

POSTURA DE LA COBRA

1. Extiéndete en el suelo, boca abajo, y eleva el tronco en el aire, hacia atrás, tanto como puedas.
2. Sitúa las palmas de las manos sobre el suelo, a ambos lados de los hombros.
3. Inclina el tronco hacia atrás tanto como puedas, manteniendo el estómago en el aire y el bajo vientre en el suelo, con las piernas juntas y los brazos flexionados. La cabeza puede estar recta o echarse hacia atrás. Manténa la postura cuarenta segundos y efectúala tres veces.

Beneficios: dota de flexibilidad a la espina dorsal hacia detrás; ejerce un beneficioso masaje sobre la zona lumbar, mejorando el funcionamiento de los riñones y de las cápsulas suprarrenales; estira y revitaliza los músculos del abdomen, el pecho y el cuello; activa el funcionamiento del cerebro; mantiene en excelente estado la columna vertebral y armoniza el sistema nervioso, y

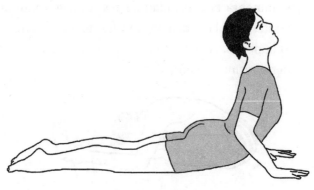

Postura de la cobra

previene contra las contracturas del cuello y los hombros, la indigestión, la aerofagia y el estreñimiento.

POSTURA LATERAL

1. Colócate de rodillas.
2. Desplaza la pierna derecha hacia la derecha, manteniéndola bien estirada y con la planta del pie bien apoyada en el suelo.
3. Eleva los brazos por encima de la cabeza, entrelaza las manos e inclina el tronco en lateral hacia la pierna derecha tanto como puedas. Mantén la postura cuarenta segundos, deshazla lentamente y ejecútala hacia el otro lado. Se realiza dos veces por cada lado.

Beneficios: estira y vigoriza los músculos y nervios de los costados; desbloquea el tronco y elimina muchas crispaciones y tensiones acumuladas en él; ejerce masaje sobre los órganos intercostales (páncreas, hígado, bazo), mejorando su funcionamiento; estimula el riego sanguíneo en todo el cuerpo, perfeccionando el sistema

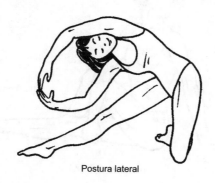

Postura lateral

circulatorio; fortalece las extremidades superiores e inferiores; facilita la práctica de la relajación profunda y entona y equilibra el ánimo.

POSTURA DE LA TORSIÓN

1. Siéntate en el suelo con las piernas juntas y estiradas.
2. Flexiona la pierna derecha y, pasándola por encima de la pierna izquierda, coloca el pie junto a la cara externa del muslo izquierdo, tan arriba como puedas y con el pie paralelo al muslo y la planta del pie en el suelo; el muslo de la pierna flexionada permanece junto al estómago.
3. Gira el tronco hacia la derecha y pasa el brazo izquierdo por encima de la pierna derecha; agarra, con la mano izquierda, la pierna estirada y sitúa la palma de la otra mano detrás del cuerpo, en el suelo. Para evitar equivocarte, cerciórate de que el brazo que pasa por

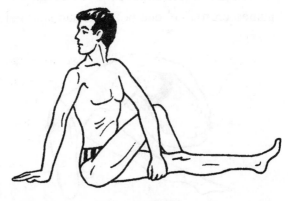

Postura de la torsión

encima de la pierna es siempre el contrario. Mantén la postura un minuto y hazla dos veces por cada lado.

Beneficios: dota de flexibilidad a la espina dorsal en torsión; estira vigorosamente y revitaliza de ese modo a los músculos dorsales y nervios espinales; tonifica y fortalece los músculos del cuello; ejerce un beneficioso masaje sobre todos los órganos abdominales; regula la función renal; combate la rigidez de los músculos de las piernas; fortalece el tronco; mejora el riego sanguíneo en todo el cuerpo; previene contra los trastornos de la espina dorsal y en general del aparato locomotor, especialmente la ciática y el lumbago; tiene gran capacidad para desbloquear, eliminar tensiones e inducir a la relajación profunda y estira y revitaliza los músculos pectorales.

POSTURA DE INVERSIÓN

1. Extiéndete en el suelo sobre la espalda y con los brazos a ambos lados del cuerpo y las palmas de las manos contra el piso.
2. Presionando las manos contra el suelo, eleva las piernas en el aire y a continuación despega también las caderas y la parte inferior de la espalda del suelo.
3. Flexiona los brazos y coloca las manos en la región lumbar o en las caderas, tratando de equilibrar el peso del cuerpo entre la parte alta de la espalda y los brazos, con las piernas juntas y estiradas. Mantén la postura dos minutos y para deshacerla conduce primero los

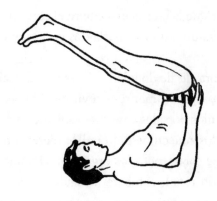

Postura de inversión

brazos a la posición inicial y desciende lentamente. Se ejecuta la postura una sola vez.

Beneficios: irriga de sangre el cerebro, mejorando su funcionamiento global y activando la capacidad de concentración, atención y memoria; ejerce un beneficioso masaje sobre las vértebras cervicales; previene contra la psicastenia y la melancolía; reconforta el ánimo; descansa las piernas y previene contra las varices; regula el funcionamiento de la glándula tiroides y mejora el sistema endocrino en general; favorece los órganos abdominales y combate la dispersión mental.

MEDIA POSTURA DE MASAJE ABDOMINAL

1. Extiéndete en el suelo con las piernas juntas.
2. Flexiona la pierna derecha y, sirviéndote de las manos (que rodean la rodilla), presiona el muslo derecho contra el abdomen.

3. Eleva la cabeza para aproximar la cara a la rodilla derecha. Mantén la postura un minuto y ejecútala por el otro lado. Se hace una vez por cada lado.

Beneficios: descansa la zona lumbar; estimula el funcionamiento intestinal, previene contra el estreñimiento y facilita la evacuación; mejora el funcionamiento de la vejiga; estimula el colon y previene contra las hemorroides.

SÍNTESIS DEL PRIMER PROGRAMA

Postura de la pinza:	2 veces.
Postura de la cobra:	3 veces.
Postura lateral:	2 veces por cada lado.
Postura de la torsión:	2 veces por cada lado.
Postura de inversión:	1 vez.
Media postura de masaje abdominal:	1 vez por cada lado.

SEGUNDO PROGRAMA

POSTURA DE EXTENSIÓN SOBRE LA PIERNA

1. Siéntate en el suelo con las piernas juntas y estiradas.
2. Flexiona la pierna izquierda y coloca la planta del pie junto a la cara interior del muslo derecho.
3. Inclina el tronco hacia la pierna derecha tanto como puedas y sitúa las manos en el pie o en el tobillo de la pierna derecha, conduciendo los antebrazos al suelo y la cara a la pierna. Mantén la posición cuarenta y cinco segundos y deshazla lentamente para ejecutarla sobre la otra pierna.

Beneficios: dota de flexibilidad a la espina dorsal y a la articulación de la rodilla, revitaliza todos los músculos y nervios de la espalda, previene contra la escoliosis, ejerce masaje sobre los órganos y vísceras del abdomen, sincroniza armónicamente los dos lados del cuerpo, descansa la mente y libera de tensiones psicosomáticas, seda el sistema nervioso y pacifica las emociones, favorece la función renal y estabiliza la acción cardiaca.

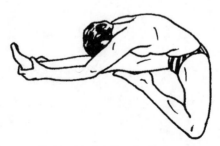

Postura de extensión sobre la pierna

POSTURA DE MASAJE RENAL:

1. Extiéndete en el suelo, boca abajo.
2. Coloca las palmas de las manos contra el suelo, a ambos lados de los hombros, y eleva el tronco, arqueándolo, tanto como puedas hacia atrás, dejando los brazos bien estirados.
3. La cabeza se lleva hacia atrás, y las piernas permanecen juntas y estiradas. Se mantiene la postura cincuenta segundos y se hace dos veces.

Beneficios: estira, vigoriza y revitaliza todos los músculos anteriores del cuerpo y de manera muy especial los pectorales y abdominales; ejerce masaje sobre la región lumbar, activando el funcionamiento de los riñones y regulando el de las glándulas suprarrenales; elimina las tensiones acumuladas en los músculos dorsales y nervios espinales; activa la acción cerebral; previene contra la escoliosis y el envejecimiento prematuro de la columna vertebral; abastece de sangre distintas partes del cuerpo y mejora el riego sanguíneo en todo el

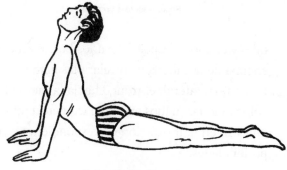

Postura de masaje renal

organismo; desbloquea e induce a una relajación más profunda y reparadora y previene contra la psicastenia, el estrés, la ansiedad y la agitación.

POSTURA SOBRE EL COSTADO

1. Siéntate en el suelo con las piernas juntas y el tronco erguido.
2. Desplaza considerablemente la pierna izquierda hacia la izquierda y flexiona la pierna derecha colocando el talón del pie derecho junto al perineo (entre los geni-

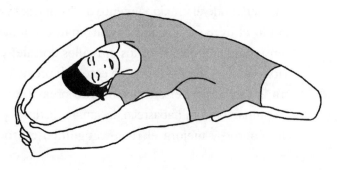

Postura sobre el costado

tales y el ano); después eleva los brazos en el aire, por encima de la cabeza, y entrelaza las manos.
3. Inclina, en lateral, el tronco hacia la pierna izquierda, colocando las manos en el pie izquierdo tal y como se muestra en la ilustración correspondiente o según tus posibilidades.

4. La cabeza queda entre los brazos y el brazo derecho permanece por encima de ella, con la cara mirando hacia arriba o al frente. Mantén la postura cuarenta segundos y deshazla lentamente para efectuarla sobre la otra pierna. Se hace la postura dos veces por cada lado.

Beneficios: ejerce un benéfico masaje sobre el páncreas, el hígado y el bazo; en las mujeres favorece los ovarios; estimula la espina dorsal en general y la dota de elasticidad hacia los lados; alivia todas las tensiones neuromusculares del tronco y estira muy vigorosamente los músculos y nervios intercostales; tonifica todos los pares de nervios espinales y previene o elimina la tensión emocional; previene contra el lumbago; fortalece el hueso sacro y tonifica la región pélvica.

MEDIA POSTURA DE MATYENDRA

1. Siéntate en el suelo con las piernas juntas y estiradas.
2. Flexiona la pierna izquierda y coloca el talón del pie en la raíz del muslo derecho por su cara exterior; dobla la pierna derecha y sitúa la planta del pie en el suelo, junto a la cara interior del muslo izquierdo y cerca de la rodilla.
3. Gira el tronco hacia el lado derecho tanto como puedas y, pasando el brazo izquierdo por encima de la pierna derecha, sitúa la mano en la rodilla izquierda o en el tobillo derecho. Envuelve con el brazo derecho a tu propio cuerpo por la espalda y dirige la cara hacia el

hombro derecho. Mantén la posición cuarenta y cinco segundos y hazla por el otro lado. Se ejecuta la postura dos veces por cada lado.

Beneficios: dota de flexibilidad a la espina dorsal y abastece de sangre toda la musculatura de la espalda, revitalizando los ligamentos de la columna vertebral; tonifica los nervios espinales y somete a la médula espinal a un beneficioso masaje; equilibra el funcionamiento del sistema simpático; ejerce un saludable masaje sobre todos los órganos abdominales y mejora su funcionamiento; estimula la acción renal; favorece la glándula tiroides; previene contra la dispepsia, la constipación, la congestión y dilatación del hígado y del bazo, y la inactividad renal.

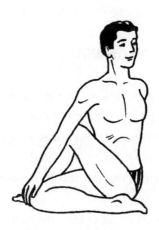

Media postura de Matyendra

POSTURA DE LA VELA

1. Extiéndete en el suelo, sobre la espalda, con las piernas juntas y los brazos a ambos lados del cuerpo, con las palmas de las manos contra el piso.
2. Presionando las palmas de las manos contra el suelo, eleva en el aire las piernas y el tronco, desplazando todo el peso del cuerpo hacia los hombros.
3. Dobla los brazos y coloca las manos en la espalda, irguiendo el cuerpo tanto como te sea posible y dejando que la barbilla permanezca firmemente presionada contra la raíz del tórax. Mantén la posición de uno a tres minutos y, para deshacerla, lleva previamente los brazos a la posición inicial. Se efectúa la postura solo una vez.

Beneficios: equilibra el funcionamiento glandular, actuando

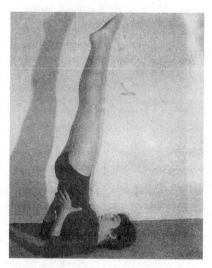

Postura de la vela

favorablemente sobre la tiroides, el hipotálamo y la hipófisis; facilita el aporte de sangre venosa al corazón y mejora en general la circulación sanguínea del organismo; optimiza el alimento de los tejidos; mantiene joven la espina dorsal; descansa y descongestiona los órganos abdominales; activa el funcionamiento cerebral; fortalece todos los músculos y nervios de la espalda, el cuello y los brazos; seda el sistema nervioso; facilita la interiorización mental y combate la agitación de la mente, y previene o ayuda a combatir las hemorroides, las varices, la constipación, la ptosis abdominal, los trastornos prostáticos, los desarreglos hormonales, la gastritis, la falta de memoria y los resfriados nasales.

POSTURA DEL AVE INVERTIDA

1. Extiéndete en el suelo, sobre la espalda, con las piernas juntas.
2. Flexiona los brazos y coloca las palmas de las manos contra el suelo, aproximadamente en línea con los hombros.
3. Presionando las manos contra el suelo, eleva todo el tronco en el aire, y deja el peso del cuerpo sobre las palmas de las manos y las plantas de los pies, permitiendo que la columna vertebral permanezca en línea recta. Mantén la postura treinta segundos y hazla dos veces.

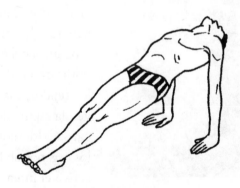

Postura del ave invertida

Beneficios: es una posición de fortalecimiento general de todo el organismo, ya que tonifica todos los músculos y nervios; hace más resistente la espina dorsal, mejora el riego sanguíneo en todo el cuerpo, fortalece la caja torácica y los brazos y activa la acción cardiaca.

SÍNTESIS DEL SEGUNDO PROGRAMA

Postura de extensión sobre la pierna:	2 veces sobre cada pierna.
Postura de masaje renal:	2 veces.
Postura sobre el costado:	2 veces sobre cada pierna.
Media postura de Matyendra:	2 veces por cada lado.
Postura de la vela:	1 vez.
Postura del ave invertida:	2 veces.

TERCER PROGRAMA

POSTURA SOBRE LA PIERNA

1. Siéntate en el suelo y separa las piernas tanto como puedas.
2. Inclina lentamente el tronco hacia la pierna derecha.
3. Coloca las manos en el pie o tobillo derecho, acerca la cara tanto como puedas a la pierna y los antebrazos al suelo. Mantén la posición cuarenta segundos y hazla sobre la otra pierna. Se efectúa dos veces sobre cada pierna.

Beneficios: ejerce un vigoroso estiramiento de todos los músculos y nervios posteriores del cuerpo, así como del tendón de la rodilla y de las ingles y músculos de las caras internas y posteriores de los muslos; libera de tensiones y crispaciones, induciendo a un estado de mayor distensión y favoreciendo la relajación profunda; estimula los órganos del abdomen; en las mujeres favorece

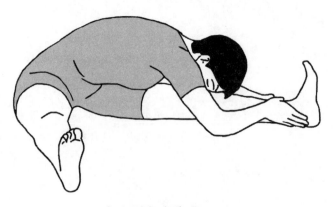

Postura sobre la pierna

los ovarios y en los hombres la próstata, así como en todos el colon y la vejiga; previene contra trastornos del aparato locomotor, y mantiene la espina dorsal en excelente estado de equilibrio y elasticidad.

POSTURA DE NATASHIRA

1. Colócate de rodillas, con las piernas muy ligeramente separadas.
2. Sitúa las manos en la nuca.
3. Arqueándolo, inclina el tronco hacia detrás tanto como puedas, pero, por supuesto, sin forzar en exceso. Mantén la postura quince o veinte segundos. Ejecútela dos veces.

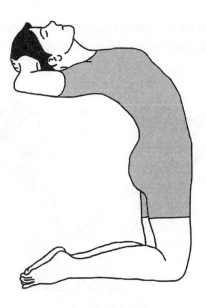

Postura de Natashira

Beneficios: revitaliza todos los músculos anteriores del cuerpo; fortalece las caras altas de los muslos y las regiones coccígea, sacra y lumbar; tonifica los músculos pectorales y abdominales; dota de flexibilidad a la espina dorsal hacia detrás y previene contra el lumbago y la ciática; ejerce un favorable masaje sobre los riñones y equilibra el funcionamiento de las glándulas suprarrenales; activa el funcionamiento cerebral, y fortalece la región pelviana y el hueso sacro.

POSTURA ABDOMINAL

1. Siéntate en el suelo con las piernas juntas.
2. Inclina el tronco hacia atrás y, con los brazos doblados, apoya los antebrazos en el suelo y levanta las piernas en el aire.
3. Eleva el tronco y aún más las piernas, y forma un ángulo agudo (una V) con el cuerpo, alargando los brazos, tal

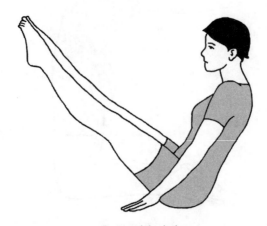

Postura abdominal

y como se aprecia en la ilustración correspondiente. Mantén la postura quince segundos y realízala tres veces.

Beneficios: fortalece extraordinariamente las regiones abdominal, coccígea, sacra y lumbar, así como los músculos de las caras superiores de los muslos; tonifica el hueso sacro; estimula los músculos de la espalda, deltoides y trapecio; previene contra las hemorroides; facilita la evacuación y combate el estreñimiento, y favorece las vértebras inferiores.

POSTURA DE LA MEDIA LUNA

1. Colócate de pie.
2. Separa considerablemente las piernas, manteniéndolas bien estiradas, y eleva los brazos por encima de la cabeza, entrelazando las manos.

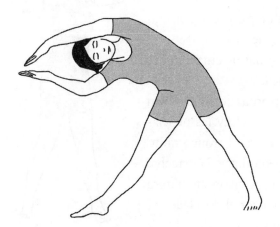

Postura de la media luna

95

3. Inclina lentamente y en lateral el tronco hacia la derecha tanto como puedas, con las piernas y los brazos estirados y la cara mirando hacia arriba. Mantén la postura veinte segundos y realízala por el otro lado. Se efectúa dos veces por cada lado.

Beneficios: libera de tensiones y contracturas al tronco; dota de bienestar general al cuerpo y equilibra el aparato locomotor; flexibiliza la espina dorsal y beneficia los ligamentos de la columna vertebral, manteniéndolos fuertes y jóvenes; favorece el funcionamiento del páncreas, el hígado y el bazo; perfecciona el sistema circulatorio; previene contra la psicastenia, el estrés y la ansiedad, y aumenta la capacidad de acción, resistencia y rendimiento del organismo.

POSTURA DE LA TORSIÓN DE PIE

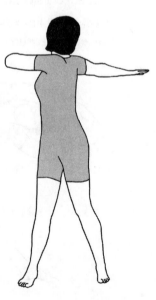

1. Colócate de pie y separa ligeramente las piernas.
2. Sitúa las manos entrelazadas en la nuca.
3. Con las plantas de los pies bien fijas en el suelo y las piernas estiradas, gira el tronco tanto como puedas hacia la derecha. Mantén la posición un minuto y ejecútala por el otro lado. Se hace una vez por cada lado.

Postura de la torsión de pie

Beneficios: previene contra la escoliosis, el lumbago y la ciática; dota de flexibilidad a la espina dorsal en torsión;
estira y revitaliza los músculos de la espalda y los oblicuos del abdomen; fortalece la musculatura del cuello,
y estimula la columna vertebral y la mantiene en perfecto estado.

POSTURA DEL POSTE

1. Colócate de pie con las piernas juntas.
2. Haz avanzar considerablemente el pie derecho al frente y junta las palmas de las manos estirando los brazos
   por encima de la cabeza.
3. Dejando la cabeza y el tronco erguidos, flexiona la
   pierna derecha y mantén bien estirada la pierna
   izquierda. Después de
   sostener la posición durante cuarenta segun-
   dos, hazla por el otro
   lado. Se ejecuta una vez
   por cada lado.

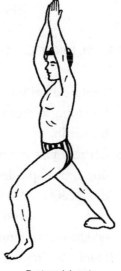

Beneficios: previene contra las
varices y reactiva el riego sanguíneo en todo el
cuerpo; ejerce un pro-
fundo masaje sobre las
regiones coccígea, sa-
cra y lumbar; mejora el
funcionamiento de las

Postura del poste

glándulas suprarrenales; previene contra la ciática; fortalece considerablemente toda la zona media inferior del cuerpo, y desarrolla el sentido del equilibrio y la concentración.

SÍNTESIS DEL TERCER PROGRAMA

Postura sobre la pierna:	2 veces por cada lado.
Postura de Natashira:	2 veces.
Postura abdominal:	3 veces.
Postura de la media luna:	2 veces por cada lado.
Postura de la torsión de pie:	1 vez por cada lado.
Postura del poste:	1 vez por cada lado.

CUARTO PROGRAMA

POSTURA DE LA CABEZA DE VACA

1. Siéntate en el suelo con las piernas estiradas.
2. Flexiona la pierna izquierda y siéntate sobre el pie izquierdo.
3. Cruza la pierna derecha sobre la pierna izquierda, conduciendo el pie derecho al otro lado del muslo izquierdo. Acerca tanto como puedas, o agárrate, las manos en la espalda, con el brazo derecho arriba y el izquierdo abajo, y tratando de que el tronco y la cabeza estén erguidos. Tras mantener la postura un minuto, invierte la posición de brazos y piernas para hacerla por el

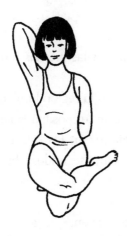

Postura de la cabeza de vaca

otro lado. Se ejecuta la posición una vez por cada lado.

Beneficios: fortalece y tonifica todos los músculos y nervios de las piernas y de los brazos; dota de flexibilidad a las articulaciones de las extremidades inferiores y a la del hombro; estira y revitaliza todos los músculos del tronco, de manera especial los pectorales; fortalece el hueso sacro y la región pélvica, y previene contra varices, hemorroides y ciática.

POSTURA DE ESTIRAMIENTO POSTERIOR DE LAS PIERNAS

1. Extiéndete en el suelo sobre la espalda.
2. Eleva la pierna derecha y agarra la planta del pie –o el tobillo– con las dos manos.
3. Atrae tanto como puedas la pierna derecha hacia el tronco y eleva la cabeza hacia la rodilla, tratando de que la pierna izquierda permanezca estirada en el suelo. Mantén la postura un minuto y ejecútala por el otro lado. Se realiza una vez con cada pierna.

Beneficios: vigoriza las piernas en general y mejora su riego sanguíneo, dota de flexibilidad al tendón de la rodilla y a los músculos gemelos y glúteos, tonifica la región pelviana y elimina las tensiones del tronco.

POSTURA DEL CAMELLO

1. Colócate de rodillas en el suelo, con las piernas muy ligeramente separadas.
2. Apoya las manos en las caderas o en la región lumbar, arqueando el tronco en la medida de tus posibilidades.
3. Estira los brazos y apoya las manos en los talones. Mantén la posición de quince a veinte segundos y hazla dos veces.

Beneficios: favorece extraordinariamente las venas de las piernas y perfecciona el sistema circulatorio; fortalece y flexibiliza el tendón de la rodilla; tonifica las regiones coccígea, sacra y lumbar; beneficia la vejiga y los intestinos; previene contra el estreñimiento; dota de gran flexibilidad a la espina dorsal hacia atrás; revitaliza

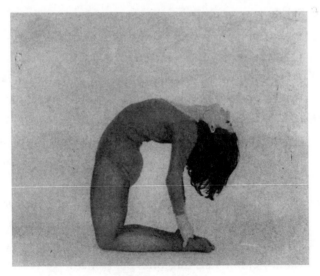

Postura del camello

todos los músculos del tórax; favorece el aparato respiratorio y aumenta su capacidad; activa el funcionamiento renal; previene contra la pereza intestinal, y favorece en mujeres los ovarios y en hombres la próstata.

POSTURA DEL PERRO

1. Colócate de rodillas en el suelo.
2. Inclina el tronco hacia delante y apoya firmemente las palmas de las manos contra el suelo.
3. Eleva y estira las piernas en el aire, apoyando todo el peso del cuerpo sobre las palmas de las manos y las plantas de los pies, dejando la cara paralela al suelo y la espalda tan recta como puedas, sin arquear hacia arriba. Mantén la postura un minuto y hazla una sola vez.

Beneficios: tiende a fortalecer y armonizar la columna vertebral, tonifica todos los músculos y nervios del tronco y de los hombros, regula el funcionamiento de la glándula tiroides y de las glándulas suprarrenales, previene contra anomalías del aparato locomotor y diversos tipos de reuma, potencia la acción cardiaca y mejora el riego sanguíneo en todo el cuerpo, abastece de sangre la parte alta del organismo y favorece los órganos sensoriales y previene contra trastornos de la espalda.

POSTURA DE LA LUNA

1. Sitúate de pie.
2. Separa considerablemente las piernas, manteniéndolas bien estiradas.
3. Inclina tanto como puedas el tronco hacia la derecha, dejando la palma de la mano derecha a lo largo de la pierna derecha y permitiendo que el brazo izquierdo permanezca por encima de la cabeza. La cara debe mirar hacia arriba. Mantén la postura un minuto y hazla después por el otro lado. Se ejecuta una vez.

Beneficios: revitaliza el ánimo; elimina bloqueos, tensiones y crispaciones generales; seda el sistema nervioso; dota de flexibilidad a la espina dorsal en lateral; fortalece los ligamentos de la columna vertebral; activa el riego sanguíneo en todo el cuerpo, y combate el nerviosismo y la agitación motora.

POSTURA PARA DESBLOQUEAR

1. Colócate de pie.
2. Separa considerablemente las piernas, pero manteniéndolas estiradas y con las plantas de los pies firmemente apoyadas en el suelo.
3. Entrelaza las manos en la espalda e inclina el tronco hacia delante tanto como puedas, a la vez que vas elevando los brazos, rectos, en el aire, tanto como te resulte posible. Mantén la postura un minuto y hazla una vez.

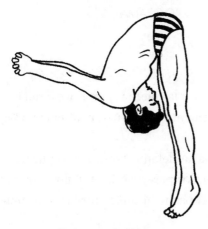

Postura para desbloquear

Beneficios: destensa todo el cuerpo e induce a la relajación profunda, sedando el sistema nervioso; abastece de sangre la parte alta del cuerpo, favoreciendo todos los órganos de la cabeza y las funciones cerebrales en general; fortalece todo el organismo y aumenta así su capacidad de resistencia; previene contra contracturas y trastornos de la espina dorsal, y tonifica muy vigorosamente los músculos pectorales y dorsales.

SÍNTESIS DEL CUARTO PROGRAMA

Postura de la cabeza de vaca:	1 vez por cada lado.
Postura de estiramiento posterior de las piernas:	1 vez por cada lado.
Postura del camello:	2 veces.
Postura del perro:	1 vez.
Postura de la luna:	1 vez por cada lado.
Postura para desbloquear:	1 vez.

QUINTO PROGRAMA

POSTURA DE LA PINZA (variante)

1. Siéntate en el suelo con las piernas juntas y estiradas.
2. Separa considerablemente las piernas, manteniéndolas rectas.
3. Inclina el tronco hacia delante tanto como puedas y coloca las manos en los pies o en los tobillos, aproximando la cabeza y el pecho al suelo entre las extremidades inferiores.

Beneficios: dota de flexibilidad a todos los músculos, nervios y tendones de las piernas, así como a las ingles; fortalece y beneficia las regiones coccígea, sacra y lumbar; previene contra la ciática y el lumbago, y fortalece el hueso sacro.

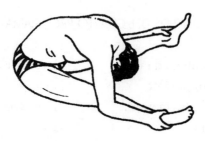

Postura de la pinza (variante)

POSTURA DEL SALTAMONTES

1. Colócate en el suelo, boca abajo, con las piernas juntas.
2. Introduce las manos debajo de los muslos, con las palmas hacia arriba, y fija la barbilla contra el suelo.

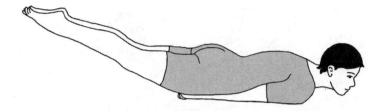

Postura del saltamontes

3. Presionando el dorso de las manos contra el suelo, eleva tanto como puedas las piernas en el aire, juntas y lo más estiradas posible. Mantén la postura veinte segundos. Hazla tres veces.

Beneficios: favorece los pulmones, fortalece los músculos cardiacos, ejerce un beneficioso masaje sobre los riñones, potencia la musculatura pectoral y abdominal, aumenta la capacidad de resistencia de la espina dorsal, previene contra trastornos de la vejiga, facilita la evacuación y ayuda contra el estreñimiento, combate la adiposidad del abdomen, aumenta la capacidad de rendimiento de todo el organismo, mejora el riego sanguíneo en todo el cuerpo y estimula el apetito.

POSTURA DEL ARCO:

1. Extiéndete en el suelo, boca abajo.
2. Flexiona las piernas y agarra los tobillos con las manos respectivas.
3. Manteniendo las piernas ligeramente separadas, arquea el cuerpo tanto como te sea posible, con los brazos

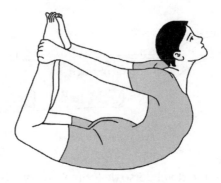

Postura del arco

bien estirados y la cabeza bien atrás. Mantén la posición veinte segundos y ejecútala tres veces.

Beneficios: ejerce un profundísimo y saludable masaje sobre todas las vísceras y órganos de la cavidad abdominal, mejorando su funcionamiento; previene contra la aerofagia, la constipación y la gastritis; favorece y equilibra el sistema endocrino; mejora la actividad de todo el aparato digestivo; fortalece los músculos dorsales, pectorales y abdominales; tonifica todos los pares de nervios espinales; dota de flexibilidad a la espina dorsal hacia detrás, y previene o ayuda a frenar numerosos trastornos reumáticos.

POSTURA DEL SEMICÍRCULO

1. Colócate de rodillas.
2. Inclina el tronco hacia delante y sitúa las palmas de las manos contra el suelo.

3. Eleva las rodillas en el aire y equilibra el peso del cuerpo entre las palmas de las manos y las puntas de los pies, con las piernas juntas y estiradas y la cabeza hacia debajo, por lo que quedará el tronco ligeramente arqueado. Mantén la posición un minuto y hazla una sola vez.

Beneficios: abastece de abundante sangre la parte alta del cuerpo, favoreciendo los órganos sensoriales y el funcionamiento global del cerebro; activa la atención mental, la memoria y la concentración; previene contra las cefaleas; fortalece la región pélvica y la espina dorsal en general; revitaliza todo el organismo, y previene contra la psicastenia, liberando muchas tensiones psicosomáticas.

POSTURA DE LA MEDIA RUEDA

1. Colócate de pie y separa ligeramente las piernas.
2. Eleva los brazos por encima de la cabeza.
3. Muy lenta y cuidadosamente, inclina, arqueándolo, el tronco hacia atrás tanto como puedas, con la cabeza suelta y las piernas estiradas. Mantén la postura veinte segundos y hazla dos veces.

Beneficios: estira muy vigorosamente todos los músculos anteriores del cuerpo, y de manera muy especial los abdominales y los de las caras superiores de los muslos; ejerce un beneficioso masaje renal; despereza y elimina buen número de bloqueos y crispaciones, induciendo a una relajación más profunda y reparadora; activa el

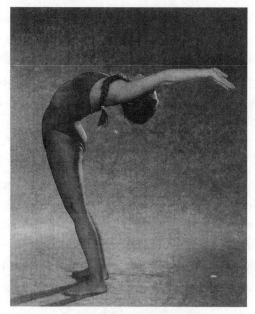

Postura de la media rueda

funcionamiento cerebral; previene contra el lumbago y la ciática, y estimula el hueso sacro.

POSTURA DEL ELEFANTE

1. Colócate de pie.
2. Separa las piernas de manera tal que los pies queden en línea con los hombros respectivos.
3. Inclina el tronco hacia delante, con las piernas estiradas, y apoya las palmas de las manos contra el suelo, justo delante de los dedos de los pies, y con la cara en paralelo al piso. Mantén la posición un minuto y hazla una vez.

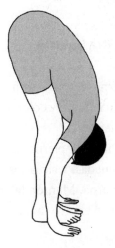

Postura del elefante

Beneficios: regula el funcionamiento de la glándula tiroides; activa el funcionamiento de los órganos sensoriales; mejora la memoria, la atención y la concentración; revitaliza todos los músculos posteriores del cuerpo, y previene contra la psicastenia, el estrés, la ansiedad y la angustia, el abatimiento y la apatía.

SÍNTESIS DEL QUINTO PROGRAMA

Postura de la pinza (variante):   2 veces.
Postura del saltamontes: 3 veces.
Postura del arco: 3 veces.
Postura del semicírculo: 1 vez.
Postura de la media rueda: 2 veces.
Postura del elefante: 1 vez.

SEXTO PROGRAMA

POSTURA DE EXTENSIÓN SOBRE LA PIERNA (variante)

1. Siéntate en el suelo con las piernas juntas y estiradas.
2. Flexiona la pierna izquierda hacia fuera y coloca el pie izquierdo junto a la nalga izquierda.
3. Inclina lentamente el tronco hacia la pierna derecha, aproximándolo a ella cuanto puedas, y sitúa los antebrazos a ambos lados de esta pierna. Mantén la postura cuarenta segundos y hazla por el otro lado. Se ejecuta dos veces por cada lado.

Beneficios: ordena y armoniza la espina dorsal, fortalece los ligamentos de la columna vertebral, dota de elasticidad a la articulación de la rodilla, favorece el funcionamiento de todos los órganos abdominales, ejerce un saludable masaje sobre los ovarios en las mujeres y la próstata en los hombres, y tranquiliza y relaja.

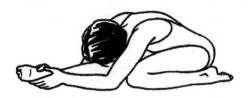

Postura de extensión sobre la pierna (variante)

MEDIA POSTURA DEL ARCO

1. Extiéndete en el suelo, boca abajo.
2. Entrelaza las manos en la espalda y estira los brazos tanto como puedas.
3. Arquea el cuerpo tanto como te sea posible y lleva la cabeza bien hacia atrás. Mantén la postura veinte segundos y hazla dos veces.

Beneficios: desbloquea de manera muy eficiente todas las zonas del cuerpo y elimina innumerables tensiones que se acumulan en el tronco; fortalece los hombros, los brazos, los músculos deltoides y el trapecio.

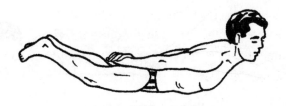

Media postura del arco

MEDIA POSTURA DEL SALTAMONTES

1. Colócate en el suelo, boca abajo.
2. Sitúa las palmas de las manos contra el suelo, a ambos lados del cuerpo, y fija la barbilla contra el piso.
3. Eleva la pierna derecha en el aire, recta y tanto como puedas, pero evitando ladear la cadera. Mantén la posición durante cuarenta segundos y luego efectúala

con la otra pierna. Se ejecuta la postura una vez con cada pierna.

Beneficios: fortalece los músculos rectos y oblicuos del abdomen, ejerce masaje sobre la zona lumbar y mejora el funcionamiento de los riñones y las glándulas suprarrenales, fortalece los glúteos, favorece el funcionamiento del aparato digestivo, tonifica la parte inferior de la espina dorsal y estimula los músculos y nervios del cuello.

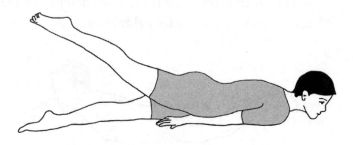

Media postura del saltamontes

POSTURA DE LA PINZA DE PIE

1. Colócate de pie, con las piernas juntas.
2. Inclina lentamente el tronco hacia delante y coloca las manos en los talones o en los tobillos.
3. Aproxima tanto como puedas el tronco y la cara a las piernas y sitúa los antebrazos a ambos lados de las piernas. Mantén la postura un minuto y efectúala dos veces.

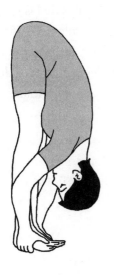

Postura de la pinza de pie

Beneficios: abastece de abundante sangre la parte alta del cuerpo, beneficiando a la glándula tiroides, los órganos sensoriales y el cerebro; activa la memoria y la concentración, previniendo la dispersión de la mente; entona el ánimo y previene contra la fatiga crónica y la melancolía; estira muy vigorosamente todos los músculos posteriores del cuerpo; dota de flexibilidad hacia delante a la espina dorsal, y ejerce un masaje muy profundo y beneficioso sobre todos los órganos abdominales.

POSTURA DEL TRIÁNGULO

1. Colócate de pie.
2. Separa considerablemente las piernas y coloca los brazos en cruz.
3. Inclina el tronco en lateral tanto como puedas hacia la derecha y cuando no te sea posible más, desplaza hacia delante y solo lo imprescindible el tronco, y sitúa la mano derecha en el pie derecho o el tobillo derecho, elevando la cara hacia el techo. Mantén la posición durante un minuto y luego ejecútala por el otro lado. Se hace la postura dos veces por cada lado.

YOGA para el mundo de hoy

Beneficios: favorece y fortalece todos los músculos de las piernas, las ingles y el tendón de la rodilla; coloca armónicamente las caderas y previene contra la ciática y la
escoliosis; tonifica pectorales, dorsales y músculos del
cuello; estimula todos los pares de nervios espinales, y
beneficia la región pélvica.

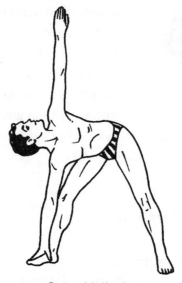

Postura del triángulo

POSTURA DEL PÉNDULO DE PIE

1. Colócate de pie con las piernas juntas.
2. Entrelaza las manos en la espalda y estira los brazos
   tanto como puedas.
3. Inclínate en lateral hacia la derecha tanto como te sea
   posible con el tronco y saca hacia el otro lado los brazos en la medida de tu capacidad. Mira hacia el techo.

Mantén la posición un minuto y hazla por el otro lado. Se efectúa una sola vez.

Beneficios: tiene una capacidad extraordinaria para liberar todo el tronco, y de manera especial la espalda, de tensiones, previniendo contra las contracturas severas; revitaliza la médula espinal y mejora el funcionamiento del aparato locomotor, tonificando los músculos esqueléticos.

SÍNTESIS DEL SEXTO PROGRAMA

Postura de extensión sobre la pierna (variante):	2 veces por cada lado.
Media postura del arco:	2 veces.
Media postura del saltamontes:	1 vez por cada lado.
Postura de la pinza de pie:	2 veces.
Postura del triángulo:	2 veces por cada lado.
Postura del péndulo de pie:	1 vez por cada lado.

SÉPTIMO PROGRAMA

POSTURA DEL DIAMANTE

1. Siéntate en el suelo con las piernas juntas y estiradas.
2. Flexiona la pierna derecha hacia fuera y coloca el pie derecho junto a la parte exterior de la nalga derecha.
3. Flexiona la pierna izquierda hacia fuera y coloca el pie izquierdo junto a la parte exterior de la nalga izquierda. El tronco y la cabeza permanecen erguidos y las manos se colocan sobre las respectivas rodillas. Se mantiene la posición un minuto y se hace una vez.

Beneficios: dota de elasticidad a la articulación de la rodilla y tonifica los cartílagos, fortalece el hueso sacro, previene contra las varices y mejora el riego sanguíneo en las extremidades inferiores, pacifica el aparato emocional y ayuda a concentrar la mente.

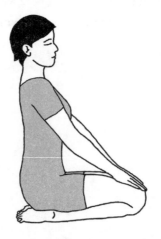

Postura del diamante

POSTURA DE LA PINZA

Ya ha sido descrita en el primer programa.

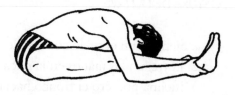

Postura de la pinza

POSTURA DEL COCODRILO

1. Extiéndete en el suelo, boca abajo y con las piernas juntas.
2. Entrelaza las manos en la nuca.
3. Arquea el cuerpo tanto como puedas, depositando el peso sobre el estómago, con la cabeza bien atrás y las piernas en el aire, al igual que el pecho. Mantén la posición veinte segundos y hazla tres veces.

Beneficios: fortalece todo el organismo en general; ejerce un profundo y eficiente masaje sobre todos los órganos del abdomen; previene contra la aerofagia, la gastritis, la dispepsia y el estreñimiento; aumenta la capacidad de resistencia de la espina dorsal, y perfecciona el sistema circulatorio y el aparato digestivo.

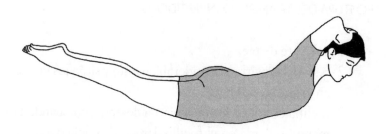

Postura del cocodrilo

POSTURA DE LA NAVE

1. Siéntate en el suelo con las piernas juntas y estiradas.
2. Entrelaza las manos en la nuca.
3. Inclina primero el tronco hacia atrás y luego eleva las piernas, juntas y estiradas, tanto como puedas en el aire, formando una V con el cuerpo. Mantén la postura veinte segundos y hazla dos veces.

Beneficios: combate la adiposidad abdominal y la pereza intestinal, favorece la digestión y la evacuación, tonifica absolutamente todos los músculos del cuerpo y ejerce un masaje muy profundo sobre la región coccígea y fortalece la cara alta de los muslos.

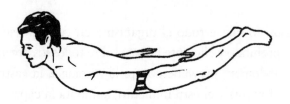

Postura de la nave

POSTURA DEL TRIÁNGULO INVERTIDO

1. Colócate de pie.
2. Separa las piernas considerablemente y sitúa los brazos en cruz.
3. Inclina el tronco hacia la pierna derecha, colocando la mano izquierda en el tobillo derecho o el pie derecho, mientras el otro brazo queda en el aire. Se aproxima el

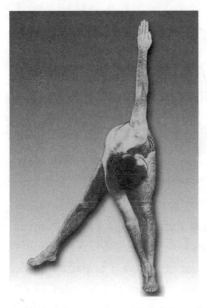

Postura del triángulo invertido

tronco y la cara tanto como sea posible a la pierna derecha y se mantiene la postura cuarenta segundos, para a continuación hacerla sobre la otra pierna. Se realiza dos veces por cada lado.

Beneficios: potencia y beneficia las regiones sacra, coccígea y lumbar; robustece músculos, nervios y tendones de las piernas; aumenta el riego sanguíneo en la cabeza, favoreciendo el funcionamiento global del cerebro y las glándulas hipófisis y tiroides; activa la concentración; previene contra tensiones neuromusculares de la espalda y del cuello, y favorece el colon y el recto.

POSTURA DEL GRAN ANGULO

1. Colócate de pie.
2. Separa considerablemente las piernas, pero manteniendo las plantas de los pies firmes sobre el suelo.
3. Inclina el tronco hacia delante y agarra los tobillos o los talones, llevando la cima de la cabeza al suelo o tan cerca como puedas de él. Mantén la posición cuarenta segundos y hazla dos veces.

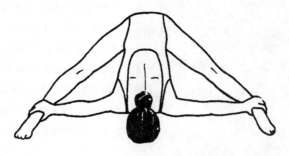

Postura del gran ángulo

Beneficios: vigoriza y potencia toda la región sacro-lumbar; estira y revitaliza todos los músculos de las extremidades inferiores; aporta sangre extra a la parte alta del cuerpo, beneficiando los alvéolos pulmonares, el corazón y el cerebro, y previene contra el infarto cerebral.

SÍNTESIS DEL SÉPTIMO PROGRAMA

Postura del diamante:	1 vez.
Postura de la pinza:	2 veces.
Postura del cocodrilo:	3 veces.
Postura de la nave:	2 veces.
Postura del triángulo invertido:	2 veces por cada lado.
Postura del gran ángulo:	2 veces.

OCTAVO PROGRAMA

POSTURA DEL HÉROE

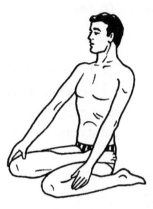

Postura del héroe

1. Siéntate en el suelo con las piernas juntas y estiradas.
2. Flexiona la pierna izquierda hacia fuera y coloca el pie izquierdo junto a la parte exterior de la nalga izquierda.
3. Flexiona la pierna derecha hacia dentro y coloca el pie en la cara alta del muslo izquierdo, cerca de su raíz. Sitúa las manos en las rodillas y mantén el tronco y la cabeza erguidos. La postura se sostiene durante un minuto por cada pierna y se hace una sola vez.

Beneficios: dota de elasticidad, tonifica y fortalece todas las articulaciones de las extremidades inferiores; mejora el riego sanguíneo en la parte media inferior del cuerpo; estimula la región pélvica, y favorece la vejiga y el colon.

POSTURA DEL ÁNGULO RECTO

1. Extiéndete en el suelo, sobre la espalda, con las piernas juntas y estiradas.

2. Sitúa los brazos a ambos lados del cuerpo, con las palmas de las manos contra el suelo.

3. Eleva las piernas en el aire, hasta que formen ángulo recto con el tronco, llevando las puntas de los pies hacia el cuerpo. Mantén la postura treinta segundos y hazla dos veces.

Beneficios: fortalece los músculos y nervios del abdomen y de la cara alta de los muslos, vigoriza toda la región lumbar, descongestiona las venas de las piernas y previene contra las varices, estimula los órganos del abdomen y ayuda a combatir el estreñimiento.

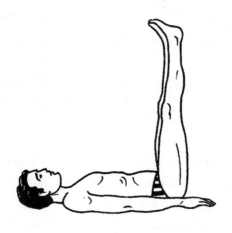

Postura del ángulo recto

POSTURA DEL ARADO

1. Extiéndete en el suelo sobre la espalda, con las piernas juntas y rectas, así como los brazos a ambos lados del cuerpo y las palmas de las manos contra el piso.
2. Presionando las manos y los brazos contra el suelo, ve elevando las piernas y caderas en el aire.
3. Conduce los pies hacia el suelo más allá de la cabeza, como se aprecia en la ilustración correspondiente, y coloca las manos a la altura de la nuca. Mantén la postura un minuto y hazla dos veces.

Beneficios: estira vigorosamente todos los músculos de la espalda y tonifica todos los pares de nervios espinales, irrigándolos benéficamente de sangre; mantiene elástica y joven la espina dorsal; la presión del mentón contra la garganta beneficia la glándula tiroides y perfecciona el funcionamiento del metabolismo; regula la presión arterial; ejerce un masaje muy saludable sobre

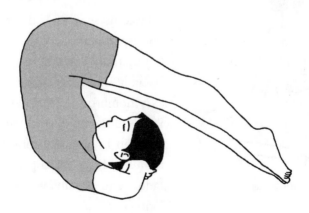

Postura del arado

los órganos del abdomen; armoniza el sistema simpático; previene contra catarros y cefaleas, así como contra trastornos de las vías respiratorias y sinusitis; favorece un aporte extra de sangre al cerebro, estimulando el funcionamiento neuronal; favorece los ovarios en las mujeres y la próstata en los hombres; previene contra trastornos gastrointestinales, varices, escoliosis, lumbociática, artritis, dispepsia, descalcificación, aerofagia, mialgias, estreñimiento y desarreglos hepáticos; estimula la capacidad de concentración y eleva el tono vital, previniendo contra el estrés, la psicastenia y el abatimiento.

POSTURA DEL GIRO DEL TRONCO

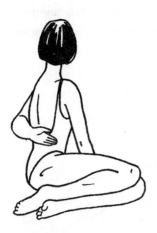

Postura del giro del tronco

1. Siéntate en el suelo con las piernas juntas y estiradas.
2. Dobla las piernas hacia la derecha tanto como puedas y déjalas tal y como se ve en la ilustración correspondiente.
3. Gírate tanto como te sea posible hacia la izquierda: tronco, cabeza y hombros, dejando el brazo izquierdo envuelto al cuerpo. Mantén la posición durante un minuto y luego hazla por el otro lado. Se realiza una vez por cada lado.

Beneficios: dota de elasticidad en torsión a la espina dorsal; estira y revitaliza los músculos y nervios del tronco, las piernas y el abdomen; estimula los pectorales, deltoides y trapecio; tonifica los nervios espinales, y previene contra la escoliosis.

POSTURA LATERAL (variante)

1. Colócate de rodillas, con las piernas juntas.
2. Eleva los brazos, rectos, por encima de la cabeza y entrelaza las manos.
3. Inclina el tronco en lateral tanto como puedas. Mantén la posición cuarenta segundos y efectúala hacia el otro lado. Se hace dos veces por cada lado.

Beneficios: provoca un estiramiento muy revitalizante y a la vez relajante de los músculos y nervios de los costados; dota de flexibilidad a la espina dorsal en lateral; masajea saludablemente el páncreas, el hígado y el bazo; tonifica los riñones; previene contra trastornos reumáticos, y mantiene joven y resistente el aparato locomotor.

POSTURA DEL AVE

1. Colócate en el suelo boca abajo.
2. Sitúa las palmas de las manos contra el suelo, a la altura de los hombros y con los dedos en dirección a los pies
3. Introduciendo los dedos de los pies hacia dentro, eleva todo el cuerpo en el aire, apoyándolo sobre las palmas

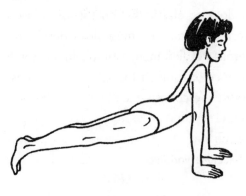

Postura del ave

de las manos y los pies, en tanto quedas totalmente erguido de la nuca a los talones y la cabeza permanece enderezada con la cara hacia delante. Se mantiene la posición treinta segundos y se hace dos veces.

Beneficios: potencia todo el organismo; fortalece absolutamente todos los músculos y nervios del cuerpo; estimula el tono vital, activando todos los pares de nervios espinales; regula los sistemas simpático y parasimpático, y fortalece la columna vertebral.

SÍNTESIS DEL OCTAVO PROGRAMA

Postura del héroe:	1 vez por cada lado.
Postura del ángulo recto:	2 veces.
Postura del arado:	2 veces.
Postura del giro del tronco:	1 vez por cada lado.
Postura lateral (variante):	2 veces por cada lado.
Postura del ave:	2 veces.

NOVENO PROGRAMA

POSTURA DEL DIAMANTE EN EXTENSIÓN

1. Ejecuta la postura del diamante (anteriormente descrita en el séptimo programa).
2. Inclina el tronco hacia atrás y apóyate en las manos.
3. Sirviéndote de las manos y de los antebrazos, permite que el tronco vaya cayendo hacia atrás, hasta situar la espalda totalmente en el suelo y conducir las manos a la nuca. Mantén la postura un minuto y hazla una sola vez.

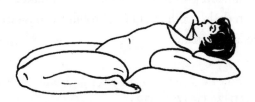

Postura del diamante en extensión

Beneficios: dota de gran elasticidad a las articulaciones de las piernas y a los cartílagos de las rodillas, ejerce una favorable presión sobre la región sacra y fortalece la región pélvica, estira y revitaliza los músculos de la cara alta de los muslos y el vientre, ayuda a combatir el estreñimiento crónico y los trastornos del aparato digestivo, tranquiliza y equilibra.

POSTURA DEL PÉNDULO EN EL SUELO

1. Siéntate sobre los talones.
2. Con los brazos bien estirados, entrelaza las manos.
3. Inclina el tronco, totalmente en lateral, hacia la derecha, sacando los brazos, tanto como puedas, hacia la izquierda y llevando la cara hacia el techo. Mantén la postura un minuto y hazla hacia el otro lado. Se realiza una vez por cada lado.

Beneficios: tiene una gran capacidad para desbloquear, liberar tensiones neuromusculares e inducir a un estado de relajación profunda, dota de flexibilidad a la articulación de la rodilla y a la del tobillo y masajea las venas de las piernas.

MEDIA POSTURA DE LA COBRA

1. Colócate de rodillas.
2. Haz avanzar el pie derecho, doblando la pierna, como se muestra en la correspondiente ilustración.
3. Dobla la pierna derecha tanto como puedas, alargando la izquierda, manteniendo el tronco y la cabeza erguidos, y las manos en dirección al suelo, con los brazos estirados. Mantén la postura un minuto y hazla por el otro lado. Se efectúa dos veces por cada lado.

Beneficios: activa las venas de las piernas y previene contra las varices, mejorando el riego sanguíneo en todo el cuerpo; ejerce un poderoso y benéfico masaje sobre las regiones coccígea y sacra; dota de flexibilidad a los músculos de las piernas, y activa favorablemente la acción cardiaca.

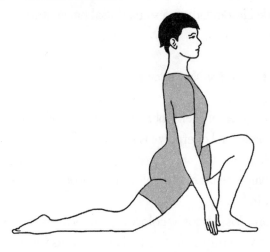

Media postura de la cobra

POSTURA DEL ARCO (variante)

1. Extiéndete en el suelo boca abajo.
2. Flexiona la pierna izquierda y agarra el tobillo con la mano derecha, en tanto proyectas el brazo izquierdo al frente.
3. Echando la cabeza hacia atrás, arquea el tronco tanto como puedas, elevando las dos piernas en el aire y el brazo que queda al frente. Mantén la posición cuarenta segundos e invierte la postura. Se realiza dos veces por cada lado.

Beneficios: combate la adiposidad abdominal, fortalece todo el cuerpo en grado muy considerable, ejerce masaje sobre los órganos del abdomen y mejora el funcionamiento general del aparato digestivo, combate la flatulencia y el estreñimiento, presiona favorablemente la vejiga y dota de elasticidad a la espina dorsal hacia atrás.

POSTURA DE LA INVERSIÓN (variante)

1. Extiéndete en el suelo sobre la espalda, con los brazos a ambos lados del cuerpo y las palmas de las manos hacia debajo.
2. Con ayuda de las manos, eleva las piernas y las caderas en el aire.
3. Flexiona los brazos y coloca las manos en la región lumbar y, a continuación, dobla las piernas y acerca las rodillas a la frente o apóyalas en la misma. Mantén la postura dos minutos y hazla una sola vez.

Beneficios: envía abundante sangre a la parte alta del cuerpo y beneficia el funcionamiento de las glándulas tiroides, paratiroides y pituitaria, favoreciendo y regulando equilibradamente todo el metabolismo y el sistema endocrino, activando el sistema inmunológico; descansa las piernas y previene contra trastornos circulatorios en ellas; mejora todas las funciones del cerebro, y aumenta la capacidad de concentración.

POSTURA SOBRE LOS GLÚTEOS

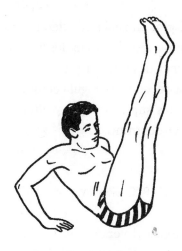

Postura sobre los glúteos

1. Siéntate en el suelo con las piernas juntas y estiradas.
2. Coloca las palmas de las manos en el suelo y mantén los brazos flexionados.
3. Inclina el tronco hacia atrás, flexionando los brazos, y eleva las piernas en el aire, hasta que las rodillas estén aproximadamente en línea recta con los ojos. Mantén la posición cuarenta segundos y hazla dos veces.

Beneficios: fortalece extraordinariamente los músculos del abdomen; combate la adiposidad abdominal; tonifica pectorales, dorsales, deltoides y trapecio, y vigoriza las regiones coccígea, sacra y lumbar.

POSTURA SOBRE LA PIERNA (variante)

1. Siéntate en el suelo.
2. Separa considerablemente las piernas y mantenlas estiradas.
3. Entrelaza las manos en la espalda y estira los brazos vigorosamente; inclina el tronco hacia la pierna derecha tanto como puedas, elevando los brazos en el aire.

Mantén la posición treinta segundos y hazla hacia el otro lado. Se ejecuta dos veces por cada lado.

Beneficios: fortalece la espina dorsal en general, y de manera muy especial sus ligamentos; moviliza todos los músculos posteriores del cuerpo, desbloquea y energetiza; favorece la acción global del cerebro; regula el funcionamiento de las glándulas suprarrenales, y elimina innumerables crispaciones del tronco.

SÍNTESIS DEL NOVENO PROGRAMA

Postura del diamante en extensión:	1 vez.
Postura del péndulo en el suelo:	1 vez por cada lado.
Media postura de la cobra:	2 veces por cada lado.
Postura del arco (variante):	2 veces por cada lado.
Postura de la inversión (variante):	1 vez.
Postura sobre los glúteos:	2 veces.
Postura sobre la pierna (variante):	2 veces por cada lado.

DÉCIMO PROGRAMA

POSTURA DE LA VELA (variante)

1. Efectúa la postura de la vela, ya explicada en el segundo programa.
2. Yergue el cuerpo, quedando en línea recta hasta el cuello.
3. Separa las piernas en lateral tanto como te sea posible, manteniéndolas totalmente rectas.

Beneficios: a todos los beneficios ya descritos anteriormente a propósito de esta postura, hay que añadir el propio de la variante, que es la flexibilidad que se obtiene en la articulación coxofemoral, las ingles y todos los músculos de las caras internas de los muslos.

POSTURA DEL CAIMÁN

1. Extiéndete en el suelo, boca abajo.
2. Coloca las manos sobre el suelo, a ambos lados de los hombros.
3. Estira lentamente los brazos y ve arqueando el tronco tanto como puedas hacia atrás, con las piernas juntas y las puntas de los pies estiradas; eleva las piernas en el aire y echa la cabeza hacia atrás. Mantén la postura cincuenta segundos y hazla dos veces.

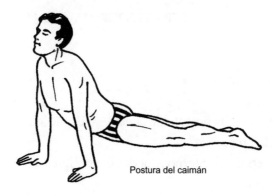

Postura del caimán

Beneficios: dota de flexibilidad a la espina dorsal y la mantiene vigorosa y joven, estira y revitaliza todos los músculos anteriores del cuerpo, aumenta la capacidad de resistencia de todo el organismo, ejerce masaje sobre los riñones y las glándulas suprarrenales, en las mujeres favorece la función ovárica y en los hombres la próstata, estimula la función digestiva y beneficia todos los órganos del abdomen.

POSTURA DEL AVIÓN

1. Extiéndete en el suelo, boca abajo.
2. Coloca los brazos en cruz, con las palmas de las manos hacia el suelo.
3. Arquea el cuerpo tanto como puedas, despegando las piernas y parte del pecho del suelo, con la cabeza atrás, y los brazos también en el aire. Mantén la posición treinta segundos y hazla dos veces.

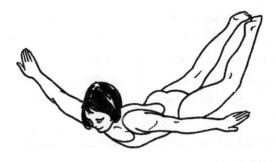

Postura del avión

Beneficios: fortalece la columna vertebral y la dota de elasticidad hacia detrás, estimulando los ligamentos y la médula espinal y activando el sistema nervioso; tonifica
todos los pares de nervios espinales; ejerce un beneficioso masaje sobre las vísceras del abdomen; fortalece
la musculatura pectoral y dorsal; se benefician los pulmones, el corazón y el cerebro; previene contra trastornos del aparato locomotor; combate la agitación
mental, y propicia la relajación profunda.

POSTURA DE LA PINZA DE PIE (variante)

1. Colócate de pie, con las piernas juntas.
2. Entrelaza las manos en la espalda y estira los brazos.
3. Inclina el tronco hacia delante y aproxímalo tanto
   como puedas a las piernas, a la vez que vas elevando
   los brazos en el aire. Mantén la posición cuarenta y
   cinco segundos y hazla dos veces.

Beneficios: absolutamente todos los músculos posteriores del
cuerpo son vigorosamente activados, mejorándose su

tono y dotándoseles de flexibilidad; se aporta mucha sangre al cerebro; se regula el funcionamiento de las glándulas pituitaria, tiroides y paratiroides; se equilibra el sistema simpático y parasimpático; se activa la capacidad de concentración; se combate la dispersión mental y se seda el sistema nervioso, induciéndose a una relajación más fácil de conseguir y más profunda y reparadora.

POSTURA DE LA SILLA

1. Colócate de pie con las piernas juntas.
2. Eleva los brazos por encima de la cabeza y junta las palmas de las manos.
3. Flexiona las piernas lo que puedas sin echar el tronco hacia delante, como si te sentaras en una silla. Mantén la posición cuarenta segundos y hazla dos veces.

Beneficios: fortalece los músculos de las piernas y el hueso sacro, ejerce masaje sobre las vértebras coccígeas, estimula las venas de las piernas y previene contra las varices, desarrolla el sentido del equilibrio y el control psicosomático y tonifica la articulación de la rodilla.

POSTURA DEL TRIÁNGULO INVERTIDO (variante)

1. Colócate de pie, separa considerablemente las piernas y sitúa los brazos en cruz.

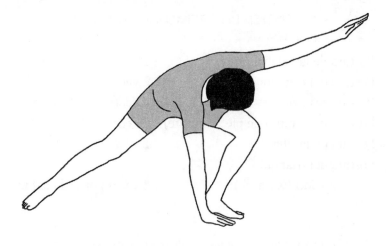

Postura del triángulo invertido (variante)

2. Desplaza ligeramente el pie derecho a la derecha y flexiona la pierna derecha.

3. Inclina el tronco hacia la pierna derecha, apoyando la palma de la mano izquierda junto al pie derecho y aproximando el pecho y el estómago a la pierna derecha, como se ve en la ilustración correspondiente. Mantén la posición cuarenta segundos y hazla sobre la otra pierna. Se ejecuta dos veces.

Beneficios: abastece de sangre a todas las partes del cuerpo, mejorando el funcionamiento del corazón y previniéndolo contra alteraciones; robustece los músculos posteriores de las piernas y el tronco; fortalece excepcionalmente la región pelviana y ejerce un gran masaje sobre las regiones sacra y lumbar, y despereza y desbloquea todo el cuerpo en general.

SÍNTESIS DEL DÉCIMO PROGRAMA

Postura de la vela variante:	1 vez.
Postura del caimán:	2 veces.
Postura del avión:	2 veces.
Postura de la pinza de pie (variante):	2 veces.
Postura de la silla:	2 veces.
Postura del triángulo invertido (variante):	2 veces por cada lado.

TABLA DE POSICIONES EN UNA SILLA O TABURETE

Las posiciones de yoga (con sus estiramientos y masajes mantenidos) siempre son una fuente de equilibrio, vitalidad, sosiego, relajación y armonía. Nunca hay pretexto válido para no ejecutarlas, pues, además, están al alcance de toda persona y bien pocos preparativos se requieren para llevarlas a cabo. Hay posturas muy sencillas, y por tanto ideales para individuos no habituados al ejercicio físico, o ancianos o con trastornos del aparato locomotor. A todos beneficiarán. Se pueden realizar incluso sin levantarse de la silla o utilizando un taburete. Personas que tienen aún marcadas lesiones en las piernas pueden llevarlas a cabo, o aquéllas que trabajan en una oficina o ante un ordenador, o hasta los niños en la escuela. Son posiciones muy sencillas y que cada uno conduce hasta donde pueda según su capacidad, preferiblemente acompañándolas de una respiración pausada por la nariz y una mente muy atenta e integrada en el cuerpo. Describimos a continuación una tabla muy básica, pero excelente.

Postura de flexión hacia delante

Sentado, con las piernas dobladas y ligeramente separadas y las plantas de los pies en el suelo, inclina el tronco hacia delante, hasta situar las manos en el suelo (o lo más cerca que puedas de él), bajando la cabeza. Mantén la postura un minuto.

Beneficios: abastece de abundante sangre a la parte alta del cuerpo, descansando y recogiendo la mente, activando el cerebro y mejorando la capacidad de concentración; reposa todo el organismo, distiende y dota de bienestar a la espina dorsal, y libera de tensiones y crispaciones a la espalda.

Postura de flexión hacia detrás

Eleva los brazos por encima de la cabeza y entrelaza las manos, inclina el tronco y la cabeza hacia atrás tanto como puedas y mantén la postura durante treinta segundos.

Beneficios: estira muy vigorosamente, revitalizándolos, todos los músculos del estómago y del pecho, así como del cuello, los hombros y los brazos, descargando la tensión de los deltoides y del trapecio, y desbloqueando toda la zona alta de la espalda.

Postura de flexión lateral

Eleva el brazo derecho en el aire e inclínate tanto como puedas, en lateral, hacia el lado izquierdo, dejando que el brazo izquierdo quede en dirección al suelo. Mantén la postura cuarenta y cinco segundos y ejecútala hacia el otro lado.

Beneficios: estira todos los músculos y nervios intercostales, librándolos de tensiones; dota de flexibilidad a la espina dorsal hacia los lados y la mantiene distendida, resistente y joven.

Postura de torsión

Flexiona la pierna izquierda y crúzala sobre la derecha; cruza el brazo derecho sobre la pierna flexionada, girando el tronco, los hombros y la cabeza hacia atrás tanto como puedas, en torsión. Mantén la postura un minuto y efectúala por el otro lado.

Beneficios: tiene un gran poder para desbloquear absolutamente todo el cuerpo; previene contra la escoliosis, el lumbago, la ciática y las contracturas de la espalda; rejuvenece la espina dorsal, y distiende y relaja.

Postura de estiramiento de la pierna

Proyecta hacia delante la pierna derecha y agarra la planta del pie derecho o el tobillo derecho. Atrae la pierna hacia el tronco y la cara, pero manteniéndote bien erguido. Mantén la postura cuarenta y cinco segundos y ejecútala con la otra pierna.

Beneficios: estira muy vigorosamente los músculos, nervios y tendones de las piernas; mejora el riego sanguíneo en las extremidades inferiores y las relaja; fortalece el hueso sacro y la región pelviana; ejerce masaje abdominal y combate la pereza intestinal, además de tonificar los músculos de la espalda y de los hombros.

TABLA ANTIESTRÉS

En cualquier momento o situación se puede utilizar la siguiente tabla, que dura menos de cinco minutos y resulta verdaderamente excelente para eliminar infinidad de tensiones psicofísicas y mejorar el estado del aparato locomotor, evitando crispaciones y contracturas, movilizando beneficiosamente la espina dorsal, mejorando el riego sanguíneo y sosegando el sistema nervioso. Cuando se está haciendo un trabajo pesado o anquilosante, después de un viaje, antes de acostarse por la noche o al levantarse, en el campo o en cualquier situación, la persona puede practicar esta tabla, que se ejecuta en unos minutos de pie y que atiende a todas las zonas y órganos del cuerpo, mejorando su estado, aumentando su resistencia, liberándolo de tensiones y manteniéndolo más distendido, lo que también favorece la tranquilización del sistema nervioso y del aparato emocional. Se ejecutan todas las posturas con las piernas juntas y bien estiradas y cada persona conduce la postura hasta donde le sea posible, sin esfuerzos excesivos y tratando de acompasar la respiración por la nariz. Esta tabla se puede aplicar varias veces al día, de acuerdo con las necesidades y posibilidades de cada uno. Al ejecutarla, hay que estar muy atento a la postura o a los estiramientos y masajes que ésta provoca. Todas son mantenidas y de ahí que trabajen muy eficientemente con los estiramientos y masajes para disipar las tensiones y combatir el estrés, la ansiedad y el anquilosamiento.

Postura de torsión

Con las piernas juntas y las puntas de los pies separadas, coloca las manos, entrelazadas, en la nuca para, a continuación, girar el tronco, los hombros y la cabeza tanto como puedas a la derecha. Mantén la posición durante un minuto y después ejecútala por el otro lado.

Beneficios: elimina todos los bloqueos y contracturas en el cuello, la espalda y el tronco; acaba con las tensiones y crispaciones, y despereza la espina dorsal.

Postura de flexión lateral

Deshecha la posición anterior, eleva los brazos en el aire y entrelaza las manos; inclina tanto como puedas el tronco hacia la derecha, mantén la postura durante cuarenta y cinco segundos y hazla por el otro lado. Se mantiene durante cuarenta y cinco segundos.

Beneficios: activa la función cerebral, tonifica el músculo trapecio, elimina bloqueos en la espalda y alivia las tensiones neuromusculares del tronco.

Postura de flexión hacia delante

Una vez deshecha la posición anterior, inclina el tronco hacia delante hasta donde puedas, situando las palmas de las manos en el suelo y dejando los brazos sueltos hasta donde te sea posible, con la cabeza hacia abajo. Mantén la postura un minuto.

Beneficios: envía un aporte extra de sangre al cerebro y mejora así su funcionamiento global, activando la memoria y la concentración.

Postura de flexión hacia detrás

Con los brazos por encima de la cabeza y las manos entrelazadas, inclina, arqueándolo, el tronco hacia atrás, de acuerdo con tus posibilidades y mantén la postura durante treinta segundos.

Beneficios: estira y revitaliza todos los músculos anteriores del cuerpo, eliminando innumerables tensiones; activa el riego sanguíneo a todo el organismo; dota de flexibilidad a la espina dorsal y la mantiene en un estado de resistencia y juventud, y previene contra el lumbago y la ciática.

EL SALUDO AL SOL

Todos los movimientos se van realizando con atenta lentitud y se van encadenando fluida y armónicamente. Se trata de marcar bien cada posición, pero sin mantenerla más que el tiempo de fijarla para pasar de forma fluida hacia la siguiente, manteniendo un ritmo suavemente dinámico. A cada movimiento corresponde la fase de inhalación o de exhalación.

La técnica es la siguiente:

- Colócate de pie, con las piernas juntas y los brazos extendidos a lo largo del cuerpo, manteniendo la cabeza y el tronco erguidos.
- Junta las palmas de las manos a la altura del pecho.
- Eleva con lentitud, fluidamente, los brazos en el aire, por encima de la cabeza, manteniéndolos estirados e inclinando el tronco hacia atrás, a la vez que efectúas una profunda inhalación.
- Ve inclinando lentamente el tronco hacia delante, hasta que la cabeza se aproxime o junte a las rodillas y las palmas de las manos se apoyen en el suelo, mientras vas efectuando la exhalación.
- Conduce la pierna derecha hacia atrás, hasta que la rodilla descanse en el suelo. La pierna izquierda permanece flexionada y el muslo, en contacto con el estómago y el pecho. Permanecen en el suelo la rodilla y las palmas de las manos, en tanto que los brazos quedan estirados. La cara queda mirando hacia delante. Inhala mientras adoptas esta posición.
- Ve flexionando los brazos con lentitud y permite que la barbilla, el pecho y las rodillas entren en contacto con

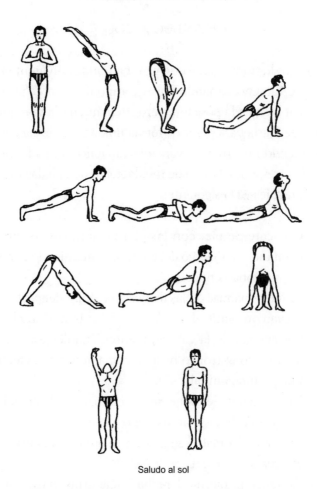

Saludo al sol

el suelo, en tanto que el resto del cuerpo queda en el aire, como se muestra en la ilustración correspondiente. Al ir trazando esta posición, inhala.

– Deja caer lentamente el peso del cuerpo y fija los muslos, juntos, en el suelo, manteniendo los brazos estirados, el tronco arqueado y la cabeza hacia atrás, en la medida en que vas exhalando.

144

- Apoyándote sobre las manos y los pies, eleva el cuerpo y traza un pronunciado círculo con él. Mantén la cara en dirección al suelo y las palmas de las manos firmemente apoyadas en éste. Inhala al mismo tiempo.
- Flexiona la pierna derecha hacia delante y apoya la rodilla izquierda en el suelo. El cuerpo descansa sobre las palmas de las manos, la planta del pie derecho, la rodilla izquierda y los dedos del pie izquierdo. Los brazos permanecen estirados y se va exhalando.
- Conduce la pierna izquierda junto a la derecha, mantén las piernas bien estiradas y junta la cara a las rodillas, exactamente como en el cuarto movimiento, a la vez que vas inhalando.
- Eleva lentamente el tronco e inclínalo hacia atrás, con los brazos por encima de la cabeza, mientras vas exhalando.
- Eleva el tronco y coloca las manos juntas por las palmas, a la altura del pecho, inhalando.
- Baja las manos y coloca los brazos junto al cuerpo, exhalando, y dando por finalizado un ciclo.

Se pueden realizar media docena de ciclos o más.

Beneficios: dota de flexibilidad a las articulaciones de las extremidades tanto inferiores como superiores; estimula, vigoriza y revitaliza todos los músculos, nervios y tendones del cuerpo; incrementa la capacidad de resistencia, rendimiento y juventud del organismo; tonifica los órganos, glándulas, vísceras, nervios y plexos nerviosos; moviliza las energías y despeja los conductos energéticos, y previene contra la psicastenia, el estrés, la dispepsia, el asma, la digestión, la ansiedad, la angustia, la agitación mental y el insomnio.

VI

LA PRÁCTICA DE LA
RELAJACIÓN

Aunque permanecer relajado y calmo debería ser lo más natural, lo cierto es que se ha convertido en lo menos común. La mayoría de las personas están excesivamente tensas tanto física como mentalmente y se encuentran en umbrales muy altos de ansiedad. Al hallarse el ser humano expuesto a influencias nocivas y estímulos perturbadores del mundo exterior y al disponer de una mente confusa y agitada, el cuerpo también se resiente por ello y se sobretensa, produciéndose crispaciones y bloqueos en la musculatura, que a su vez generan mayor ansiedad y angustia. Como precursor indiscutible de la ciencia psicosomática, el yoga sabe desde hace milenios que la mente y el cuerpo se interconectan y corresponden de manera que lo que a una afecta incide en el otro y viceversa. Las tensiones psicomentales engendran notables alteraciones en el organismo y lo sobretensan. Una de las soluciones a este problema es modificar por completo las actitudes de la mente y el otro ejercitarse en la ciencia de la relajación, que es un procedimiento de excepcional eficacia no solo para liberar al cuerpo de tensiones y agitación, sino también para sedar el sistema nervioso y sosegar la mente. Se trata de una práctica relativamente sencilla y en unas semanas de ejercitamiento la persona puede obtener fases muy profundas de beneficiosa y reparadora relajación. Ciertamente, después de una sesión de posturas de yoga es mucho más fácil relajarse, porque éstas ya se van encargando de liberar el cuerpo de crispaciones mediante sus inteligentes estiramientos y masajes sostenidos. El doctor Behanam, él mismo practicante de yoga, declaró: «Como sistemas de prácticas para inducir a un alto nivel de relajación, el yoga es insuperable».

Aunque la relajación puede efectuarse sentado, para el aprendizaje es siempre más eficaz la posición de decúbito supino, es decir, extendido sobre la espalda. Los requisitos para la relajación consciente del yoga son:

- Selecciona una estancia tranquila y preferentemente con una ténue iluminación.
- Elige una superficie que no sea ni demasiado dura ni demasiado blanda, como una manta doblada en cuatro, una moqueta, una alfombra o un canapé resistente.
- Evita ser molestado durante la sesión.
- Utiliza prendas holgadas y cómodas y, de ser necesario, cúbrete con una manta.
- Si lo requieres por padecer algunos trastornos del aparato locomotor, sírvete de cojines, ya sea debajo de la cabeza, de la región lumbar o de las piernas, a tu conveniencia.
- Practica mejor con el estómago vacío o medio vacío.

– Extiéndete sobre la espalda en la superficie selecciona-
da, con la cabeza en el punto de mayor comodidad y los
brazos a ambos lados del cuerpo, con las piernas ligeramente separadas y los párpados suavemente cerrados.

Durante la sesión de relajación siempre tienes que permanecer consciente, vigilando todo el proceso. A lo largo de
varias sesiones, hasta aprender a relajarte, sírvete de la denominada relajación consciente por zonas, que consiste en ir sintiendo progresivamente cada parte del cuerpo con la inten-
ción de soltarla tanto como sea posible. Mediante el ejercitamiento oportuno la persona aprende con relativa facilidad a
relajar en profundidad las distintas zonas del cuerpo. Durante
la relajación la respiración debe, en lo posible, ser nasal y pausada; quienes la hagan con facilidad, es mejor que efectúen
respiraciones abdominales, por su indudable poder sedativo.
Una sesión de relajación debe durar como mínimo quince
minutos. En la medida en que se aprende a relajar el cuerpo,
también se aquieta la mente y se pacifican las emociones. Solo
es cuestión de práctica regular, y así el practicante irá conquis-
tando la denominada «respuesta de relajación» y luego podrá
relajarse en cualquier lugar y circunstancia en un par de minutos. Una vez aprendida la relajación, ésta puede aplicarse en la
oficina, viajando o en cualquier otra situación que se desee.

Una vez extendido, procede a revisar minuciosamente las
distintas partes del cuerpo para irlas aflojando, sin prisa, sintiendo y soltando. Procede así:

– Dirige la atención mental a los pies y a las piernas.
Siéntelos. Concéntrate bien en esas zonas del cuerpo y
ve relajándolas más y más, más y más.

- Conduce la atención al estómago y el pecho. Concéntrate en esos músculos, soltándolos, relajándolos. Siéntelos más y más sueltos. Todos los músculos del estómago y del pecho se van relajando más y más.
- Desplaza el foco de la atención a la espalda, los brazos y los hombros. Ve aflojando todos estos músculos tanto como puedas, más y más. Insiste en relajarlos más y más profundamente.
- Fija la mente en el cuello y siente todos los músculos del cuello flojos, sueltos y relajados, más y más relajados.
- Revisa las distintas partes de la cara. Suelta la mandíbula; afloja los labios, las mejillas y los párpados; siente el entrecejo y la frente, y relájalos. Todos los músculos de la cara se van sumiendo en una relajación profunda.
- Siente todo el cuerpo flojo, muy flojo, abandonado. Si experimentas tensión en alguna zona, dirige la mente hacia ella y aflójala más y más, profundamente.
- Conéctate mentalmente con la respiración y aflójate más y más a través de ella. Cada vez que exhalas, sienta que te sueltas más y más, profundamente. Todo el cuerpo va siendo invadido por una sensación de profunda relajación y bienestar.

Te facilito a continuación un texto muy oportuno para relajar a otra persona. A veces es muy útil que alguien con su voz nos ayude a relajarnos, hasta que sepamos hacerlo perfectamente por nosotros mismos.

Si otra persona nos ayuda con su voz a relajarnos, nos sentiremos más acompañados y también seguramente estaremos más atentos, evitando el sueño. Hay que utilizar una voz pausada y sosegadora.

TEXTO PARA QUE UNA PERSONA COOPERE
EN LA RELAJACIÓN DE OTRA PERSONA

Este texto es el que hemos venido utilizando en el centro de yoga que dirijo a lo largo de más de tres décadas. Es así:

Vamos a proceder a la relajación profunda. Sitúate cómodamente sobre la espalda y observa la máxima inmovilidad. Permanece muy atento. Coloca la cabeza en el punto de mayor comodidad y respira pausadamente, a ser posible con el abdomen. Ve siguiendo mi voz y concentrándote en las zonas del cuerpo que enumeraré para tratar de aflojarlas tanto como te sea posible. Siente y afloja. Abandónate. Mantén los párpados suavemente cerrados. No te distraigas. Siente y afloja.

En primer lugar, dirige la atención mental a los pies y a las piernas. Siéntelos. Ve relajando todos los músculos de los pies y de las piernas. Se aflojan más y más, profundamente; más y más, profundamente. Sueltos, muy sueltos, relajados, más y más relajados.

Asimismo ve soltando todos los músculos del estómago y del pecho. Todos los músculos de estas zonas se sumen en un estado de laxitud y abandono, laxitud y abandono. Siéntelos flojos, muy flojos, relajados, más y más relajados.

A medida que los músculos del estómago y del pecho se van aflojando, también lo van haciendo los de la espalda, los brazos y los hombros. Todos los músculos de la espalda, los brazos y los hombros se aflojan más y más, más y más, profundamente. Flojos, muy flojos, relajados.

Los músculos del cuello, blandos y suaves, sin tensión, sin rigidez. Sin tensión, sin rigidez.

La mandíbula, ligeramente caída, floja y suelta, abandonada; los labios, flácidos; las mejillas, blandas; los párpados, profundamente relajados, al igual que la frente y el entrecejo.

Todos los músculos del cuerpo se van aflojando más y más, profundamente; flojos, muy flojos, completamente flojos, abandonados, más y más abandonados. Todos los músculos van siendo invadidos por una sensación de profunda relajación, profunda relajación, bienestar, tranquilidad y descanso; bienestar, tranquilidad y descanso; bienestar, tranquilidad, descanso.

Después se guardan dos o tres minutos de silencio y se invita a la persona a abandonar lentamente la relajación.

Uno mismo también puede aplicarse un texto similar, en primera persona, pero lo verdaderamente importante es ir deslizando el foco de la conciencia por las distintas partes del cuerpo y aflojando tanto como sea posible. Tal es la relajación consciente y progresiva por zonas, pero cuando la persona aprende a relajarse fácilmente, puede extenderse y relajar el cuerpo en conjunto, sin necesidad ya de hacerlo zona a zona.

Siempre antes de salir de la relajación, hay que respirar varias veces a pleno pulmón e ir lentamente moviendo las diferentes áreas el cuerpo, para incorporarse con lentitud. Nunca se debe salir de la relajación bruscamente. A veces durante la sesión de relajación se experimentan diferentes síntomas, que no son más que signos de relajación y que nunca deben asustar o alarmar al practicante. Se pueden presentar alguno de los siguientes:

– Sensación de peso, de calor o de frío.
– Pérdida de la noción del tiempo o del espacio.

- Privación de sensibilidad en todo el cuerpo o en alguna de sus partes.
- Efecto de caída o de liviandad.
- Hormigueo en manos, pies u otras zonas del cuerpo.
- Sensación de «desdoblamiento».

En unas seis semanas se puede conseguir una relajación muy profunda, no solo de cuerpo sino también de mente. Las personas que por ser muy tensas tienen dificultades con la relajación encontrarán muchísimo más fácil relajarse después de una sesión de *asanas*.

PARA PROFUNDIZAR AL MÁXIMO EN LA RELAJACIÓN

Se puede profundizar enormemente en la relajación. Una vez el practicante ha revisado su cuerpo minuciosamente y ha ido soltando todos los músculos, puede realizar el recorrido a la inversa, es decir, desde la cima de la cabeza hasta los dedos de los pies, tratando de soltar más y más. Si se desea una mayor profundización, es posible ir sintiendo pormenorizadamente cada parte del cuerpo. Un programa clásico es:

- 1.ª sesión: pies.
- 2.ª sesión: pies y piernas.
- 3.ª sesión: vientre y estómago.
- 4.ª sesión: pies, piernas, vientre y estómago.
- 5.ª sesión: pecho y espalda.
- 6.ª sesión: manos y brazos.
- 7.ª sesión: pecho y espalda, manos y brazos.

- 8.ª sesión: pies, piernas, vientre, estómago, pecho, espalda, manos y brazos.
- 9.ª sesión: cuello.
- 10.ª sesión: pecho, espalda, manos, brazos y cuello.
- 11.ª sesión: distintas zonas de la cara.
- 12.ª sesión: todo el cuerpo desde los pies hasta la cima de la cabeza.

Cuando se ha adquirido la práctica suficiente, en cualquier momento o situación la persona siente su cuerpo y suelta, suelta, suelta, produciendo una rápida relajación. Siempre la clave está en sentir y soltar, sentir y soltar.

TÉCNICAS DE FIJACIÓN DE LA MENTE Y TRANQUILIZACIÓN MENTAL

En la medida en que el cuerpo se estabiliza, inmoviliza y relaja, se va produciendo de manera natural la tranquilización de la mente. No obstante, también puede el practicante servirse de técnicas específicas para concentrar la mente y para sosegarla. Describimos algunas muy eficientes a tal fin:

Concentrarse en el movimiento del vientre

Se conecta la atención mental con el vientre y, respirando abdominalmente, se capta el movimiento del estómago, subiendo y bajando, subiendo y bajando, con toda atención y evitando cualquier distracción. Se aprovecha ese movimiento para irse relajando más y más, profundamente.

Permanecer atento a la sensación de relajación

Después de haber relajado el cuerpo por zonas, se mantiene la atención bien establecida en el cuerpo y va uno recreándose más y más por la sensación de relajación, dejándose extasiar por ella.

La noche mental

Después de relajar el cuerpo, ve oscureciendo tanto como sea posible el campo visual interno, como si lo fueras pintando de negro, inhibiendo así cualquier otro pensamiento. Puedes utilizar una imagen mental como un fondo negro, un velo o una pantalla negra.

Enfoca la mente sobre la respiración

Cada vez que exhales, utiliza la exhalación como herramienta para relajarte más y más, dejándote ir plácidamente.

Fundirse con la respiración

Desconecta la mente de todo y conéctala con la respiración. Ve fundiéndote con la tranquilizante ola de la respiración. En ausencia de cualquier pensamiento o preocupación, vuélvete respiración, sé respiración.

Afirmaciones

Puedes servirte, tras la relajación profunda del cuerpo, de alguna afirmación constructiva, tal como «soy quietud», «soy plenitud», «me siento sosegado y seguro» o «soy paz».

Visualización de una imagen que se asocia a serenidad

Sírvete de las tranquilas aguas de un lago, de un reconfortante prado o de una silente cumbre nevada.

Visualización de expansión

Represéntate el firmamento claro, despejado, sin límites, y permite que todo tu ser se vaya fundiendo con esta imagen, cultivando y recreando un sentimiento de infinitud.

Visualización de vitalidad

Imagínate inmerso en un océano de luz radiante y pura, cuyos revitalizantes rayos penetran en haces por todos los poros de tu cuerpo y te impregnan de vitalidad.

BENEFICIOS DE LA RELAJACIÓN PROFUNDA

- Reduce muy eficazmente la tensión física, mental y emocional.
- Previene o ayuda a superar la irritabilidad, la neurosis funcional, el insomnio, distintos tipos de úlcera, la fatiga, la depresión, el agotamiento, las fobias, las anomalías emocionales, los tics, el asma, el estreñimiento, la aerofagia, la dispepsia, las cefaleas y otros trastornos.
- Combate la hipertensión, porque desencadena una vasodilatación general en todo el cuerpo, regulando la tensión arterial y manteniéndola en niveles óptimos.
- Previene contra el infarto de miocardio, puesto que el corazón opera a un ritmo más lento y mejora su funcionamiento de bombeo.
- Neutraliza la tensión que generan las sociedades tensas y competitivas, estabilizando emocionalmente.
- Mejora y armoniza la coordinación de la mente y el cuerpo, equilibrando sus conexiones.

- Regula el sistema parasimpático y disminuye la cantidad de adrenalina que circula por la sangre.
- Filtra las influencias nocivas del entorno.
- Facilita un mayor aprovechamiento de todas las energías, evitando su desgaste o consumo innecesario.
- Ralentiza el metabolismo, mejorando todas las funciones orgánicas, y activando las capacidades del sistema inmunológico.
- Colabora en la resolución de conflictos internos y facilita el acercamiento a uno mismo.
- Estabiliza la acción respiratoria.
- Aumenta la capacidad de resistencia y autodefensa del organismo.
- Intensifica la tranquilización de todos los procesos mentales.
- Desarrolla la atención mental pura.
- Favorece el verdadero autocontrol a la luz de la conciencia ecuánime.
- Es de utilidad en situaciones difíciles: convalecencia, momentos de máxima tensión, disgusto profundo, accidentes, etc.
- Ayuda a combatir muy eficientemente el estrés y la ansiedad.
- Coopera en la superación de la fatiga crónica y el abatimiento.

VII

YOGA MENTAL: EL CULTIVO Y DESARROLLO DE LA MENTE

El radja-yoga es por excelencia el yoga para el desarrollo, purificación y conquista de la mente. Se lo denomina yoga real por estar considerado uno de los más esenciales y eficientes para ir percibiendo de manera supraconsciente la naturaleza real que mora en uno mismo y poder, mediante sus ejercitamientos, ordenar y equilibrar la mente y liberarla de velos, trabas y distorsiones. La mente causa dicha o desdicha, libertad o esclavitud, y por esta razón el yoga pone los medios para ir otorgándole calma y claridad. Cuando los automatismos de la mente son yóguicamente inhibidos, se experimenta otra realidad superior en uno mismo y se desarrolla un espacio de conciencia lúcida e inafectada que es de enorme ayuda tanto para la búsqueda de uno mismo como para conducirse más armónica y ecuánimemente en la vida cotidiana. El practicante de yoga mental aprende a desidentificarse de sus pensamientos mecánicos, y no «creyéndoselos» permanece más imperturbado y libre con respecto a ellos, pudiendo seleccionar los constructivos y desentenderse de los nocivos o descartarlos. El yogui se hace un experto conocedor de sus propios mecanismos mentales y mediante el asiduo entrenamiento va logrando que la mente sea más gobernable y equilibrada, así como más estable. El practicante debe ir descubriendo y superando los factores perturbadores de la mente, lo que va consiguiendo mediante el cultivo del desapego y el esfuerzo ardiente por ir poniendo la mente bajo el yugo (yoga) de la atención consciente y la ecuanimidad. Así va consiguiendo que la mente en principio fragmentada e indócil se torne una mente unificada y controlada. El esfuerzo por estabilizar la mente debe ser disciplinado y asiduo, porque ésta tiene una tendencia a saltar de uno a otro lado y quiere escapar a cualquier vigilancia. No solo la alteran los factores externos, sino también aquellos internos que son insanos, como las emociones venenosas, el apego y la aversión, el excesivo egotismo y la ausencia de autoconocimiento. En la mente de la mayoría de las personas hay muchas tensiones, conflictos y ambivalencias que desgarran y ansían. El practicante de yoga mental debe ejercitarse para saber neutralizar las influencias nocivas del mundo exterior y también ir conociendo y superando las que surgen en su interior y que a menudo enraízan en un núcleo anímico de caos y confusión que, no obstante, puede irse saneando mediante las técnicas de interiorización y meditación.

En la mente se producen muy a menudo dos estados perturbadores: el desasosiego y la indolencia. Son dos cualidades que tienen que irse controlando para que surja otra que es la armonía o equilibrio. En lugar de ser pensado y arrastrado por los automatismos de su mente, el practicante irá aprendiendo a pensar y también a dejar de pensar. El pensamiento ocupa un lugar en la vida de una persona, pero no debe sobredimensionarse y menos usurpar el lugar de la percepción clara y la vivencia intensa. La mente está llena de trabas y ataduras que deben ser superadas. No es una empresa fácil despojarse de esos impedimentos, pero si desde la noche de los tiempos han pervivido las técnicas de transformación mental, es precisamente para ir consiguiendo una mente más libre, lúcida y ecuánime, que en lugar de nesciencia reporte sabiduría liberadora y paz interior. En la medida en que la mente se va saneando y asimismo liberando de sus ataduras, va sobreviniendo un estado de quietud interior desde el que es posible tener una visión más penetrativa y cabal de los fenómenos y procesos existenciales, pudiendo sustraerse a su «hipnosis» y consiguiéndose una mente más sosegada, clara y ecuánime, mejor capacitada por tanto para enfrentar las vicisitudes cotidianas y en la que puede aflorar una conciencia más imperturbada e independiente, que no se deja anegar por los pensamientos ciegos y mecánicos ni por los impulsos neuróticos o las tendencias insanas.

Todas las técnicas del yoga propenden a sosegar la mente, porque desde la tranquilidad es posible obtener otro tipo de percepción-visión bien diferente a la que surge del desasosiego y la incertidumbre. Cuando la mente se silencia e intensifica su percepción, la persona capta en sí misma una «energía» o modo de ser que le pasaba por completo desapercibido y que, sin embargo, es lo más cercano a sí misma y lo más enriquecedor y genuino. Pero la quietud, por deseable que resulte, no es más que un escalón en la escalera del yoga hacia la experiencia liberadora, que representa la plena realización de la conciencia y por tanto pone fin a la ignorancia básica, el apego y la aversión. Esta experiencia liberadora en el yoga es el *samadhi*, que se vive a través de la supraconciencia o mente supramundana, pues no puede tener lugar en el escenario de luces y de sombras, esperanzas y desesperanzas, de la mente ordinaria.

LOS GRADOS DEL YOGA

Para llegar a la experiencia liberadora o mente supra-consciente, donde se experimenta en toda su capacidad reveladora y transformadora la vivencia inmensurable de la Unión (yoga), el yogui se adiestra en siete pasos que hacen posible la obtención de la meta u octavo grado del yoga. Estos pasos o grados no son para ser recorridos uno tras otro sucesivamente, sino para ejercitarse de forma simultánea en todos ellos y observándolos fielmente poder desarrollar la percepción yógui-ca o conocimiento liberador. Estos grados comprenden las tres disciplinas que, de acuerdo con Buda, toda enseñanza genuina debe incluir: la ética, la psicomental y la de desarrollo de Sabiduría. Los ocho grados son:

1. *Yama*: conjunto de preceptos verdaderamente éticos para procurarse dicha a uno mismo y a los demás y evitar cualquier daño a uno mismo y a las otras criaturas. Son no ser violento, no mentir, no robar, no ser un compulsivo sexual y no codiciar.
2. *Niyama*: serie de reglas de purificación tanto interna como externa, y que son limpieza interna y externa, moderación, alegría interior, pensamiento en lo Inefable e investigación de la última realidad.
3. *Asana*: una posición estable para conseguir, a través de la tranquilización e inmovilidad de la mente, la paz de ésta; también para poder mediante esa posición equilibrada

realizar con más efectividad las técnicas de concentración y meditación.

4. *Pranayama*: el control de la respiración como método no solo de mayor aprovechamiento de las energías y mejor armonía psicosomática, sino también como herramienta de primera importancia para refrenar los automatismos de la mente.

5. *Pratyahara*: ejercitamiento para interiorizarse y desconectarse de la dinámica de los órganos sensoriales, pudiendo sumergirse en uno mismo y hacer posible un espacio interior de silencio, quietud y presencia de sí, donde sobreviene una experiencia de imperturbabilidad.

6. *Dharana*: consistente en la fijación de la mente en un soporte con absoluta exclusión de todo lo demás; ejercicio de concentración para unificar la conciencia y evitar las fluctuaciones de la mente, superando la traba de la indocilidad y pudiendo conducir la mente a estados de reveladora absorción, donde se va superando la inestabilidad mental y se va consiguiendo verdadera ecuanimidad.

7. *Dyana*: profundización en la concentración, para ir obteniendo experiencias más intensas y elevadas de absorción o abstracción mental, que van logrando estados superiores de conciencia unificada que conducen al practicante a la experiencia liberadora.

8. *Samadhi*: estado de supraconciencia mediante el cual se percibe supraconscientemente el modo final de ser de todos los fenómenos y que genera una profunda mutación en la conciencia, liberándola de la ofuscación y permitiéndole reflejar la genuina identidad o ser real

LAS FUNCIONES DE LA MENTE

Son diversas las funciones de la mente, pero tenemos que destacar tres: la analítica, la receptora y la supraconsciente. En tanto que todas las personas poseemos las dos primeras funciones, solo potencialmente disponemos de la tercera de ellas, que tenemos que actualizar y desarrollar y que por tanto exige un adiestramiento adecuado.

La función analítica depende directamente del intelecto y se basa en la lógica, los conceptos, las analogías, la inferencia y en suma las categorías mentales; por tanto se fundamenta en el pensamiento dual o ley de los contrarios (pensamiento binario). Ocupa un importante lugar en la vida del individuo y no debe ser subestimada, pero tampoco ni mucho menos sobrestimada, pues, en distintos ámbitos de corto o nulo alcance. Permite la comprensión intelectual y sabiamente utilizada, y es un medio para ir desencadenando un tipo de percepción más claro y elevado. Con ser importante, tiene no pocas limitaciones y está sometida a lo que podríamos denominar «tiranía de los opuestos» (frío-calor, dulce-amargo, dentro-fuera); se extravía muchas veces en abstracciones o especulaciones, estrellándose contra la superficie de los fenómenos y sin tener la capacidad de percibir y penetrar su esencia o modo final de ser, por lo que el conocimiento que reporta es parcial y sujeto a los velos de la interpretación, así como de la imaginación y la reacción egotista.

Resulta esta función imprescindible para la vida cotidiana y para poder comunicarnos con los demás y manejarnos con la vida diaria, pero sus procesos intelectivos no pueden conducirnos hacia planos superiores de percepción y comprensión, es decir, no puede llevarnos al ámbito de lo supramental o «aquello» que está más allá del pensamiento ordinario y a lo que muchas veces los maestros del espíritu se refieren sirviéndose de la lógica paradójica, puesto que no es ni siquiera designable con la lógica ordinaria. Proporciona el conocimiento ordinario, válido en su plano, y que el yoga en absoluto subestima, sino que instrumentaliza consciente de sus limitaciones y confiando en algunas de sus posibilidades pero desconfiando de otras. Además, la función analítica puede entrenarse y agudizarse de manera muy considerable. Hay notables diferencias, por no decir todas, entre el pensamiento descontrolado y el pensamiento correcto y consciente, más liberado de ofuscación, de avidez, de aversión y de los velos reactivo, imaginativo e interpretativo. La comprensión intelectual, aunque insuficiente, nos puede ir conduciendo a una comprensión de orden superior. Así se obtiene una visión más desprejuiciada, profunda e imparcial. Aunque la función analítica no pueda procurarnos un conocimiento integral y totalmente fiable, cuando es perfeccionada y desarrollada, liberándola de juicios y prejuicios, nos ayuda en la búsqueda de la libertad interior y nos aproxima un trecho por la senda hacia la Sabiduría. Pero con demasiada frecuencia la función analítica, y por tanto la reflexión intelectiva, está condicionada por la bruma de las apariencias y lo ilusorio, por lo que el practicante debe trabajar activamente para purificarla y liberarla de esquemas y modelos. Hay que aprender a pensar y ofrecerle a la mente intelectual otras posibilidades de análisis y reflexión, superando esquemas y adoctrinamientos. En muchas personas la función analítica permanece atrofiada o semidesarrollada y es necesario activarla y regularla sabiamente, para que pueda convertirse en herramienta de madurez emocional y autodesarrollo.

La función receptora de la mente es la que se ocupa de percibir los estímulos e impresiones procedentes del exterior y que alcanzan la mente a través de los órganos sensoriales. También permite que la persona sea capaz de percatarse de sus pensamientos, estados mentales o emociones. Así como puede perfeccionarse y esclarecerse la función analítica, también puede ejercitarse y desarrollarse la receptora, dependiendo del grado de atención que pueda adquirirse y que nos hará más perceptivos en cada momento. Una mente muy atenta y serena está en disponibilidad de percibir la realidad inmediata. Mediante el asiduo y paciente ejercitamiento, el yogui va intensificando su capacidad de percibir y va liberando la percepción de prejuicios que la falsean y le roban su frescura y conocimiento correcto. Aprender a enfocar la mente en cada momento, activando la atención, es un método idóneo para el mejoramiento de la función receptora, previniéndose así contra el incesante y enojoso parloteo mental, que roba tanta energía, neurotiza e impide la conciencia de lo que es a cada momento.

Para actualizar y desarrollar la función supraconsciente de la mente, se requiere un prolongado y tenaz ejercitamiento, que nos lo procuran las técnicas del yoga mental. Como su denominación ya indica, está por encima de las funciones ordinarias de la conciencia. Es esta función supraconsciente la que viene desencadenada por la visión cabal y la aprehensión de lo que subyace tras las apariencias. Mediante el ejercitamiento de las funciones analítica y receptora y la práctica de los procedimientos del yoga, el practicante va desarrollando su potencial función supraconsciente, que le permitirá una visión profunda, reveladora y cabal de los fenómenos y procesos, modificando su conciencia y subsiguientemente su modo de ser y comportarse, y procurándole un especial sentido a la existencia. Si bien el conocimiento ordinario es necesario y adecuado para la vida, a pesar de sus muchas sombras o «puntos ciegos», no es suficiente para una comprensión de orden superior, que solo sobreviene cuando mediante la función supraconsciente la persona se experimenta como parte del proceso cósmico, superando los grilletes de su esclerótico ego y recobrando una visión del devenir existencial que lo modifica en profundidad.

Solo a través de la función supraconsciente se hallan respuestas a interrogantes inasequibles a la lógica ordinaria; respuestas, por otro lado, que son vivenciales y que surgen en la ausencia de toda dualidad. Aprendiendo a inhibir los automatismos de la mente, el yogui aprende a establecerse en su propia naturaleza y se da «un baño de su propio ser», situándose en la antesala de la mente o no mente (*unmani*), donde conecta con una energía de claridad y máxima quietud que le renuevan y reequilibran, además de reportarle una sabiduría que nada tiene que ver con la erudición o el saber libresco. Para acceder a esa mente profunda, silente, imperturbada y clara, el yoga proporciona innumerables técnicas, que ayudan también a salvar los grandes obstáculos en la evolución de la conciencia y que son: la ignorancia básica, el apego, la aversión, el egotismo y el anhelo compulsivo de existencia. El yogui aprende, incluso, a desidentificarse consciente y voluntariamente de sus procesos psicofísicos (es decir, de su organización psicosomática), pudiendo convertirse en un imperturbado pero muy lúcido testigo de lo que se «mueve» dentro y fuera de sí mismo y consiguiendo que el espectador deje de estar sometido a la esclavitud del espectáculo. Los yoguis llaman a este proceso de recuperación del Sí-mismo que sobreviene con la desidentificación consciente la conquista de la primera causa, ya que el individuo por lo general vive en la segunda causa y eso le somete a servidumbre y le aliena, como el actor que, creyéndose el papel que interpreta, deja de ser él mismo y sufre un estado de grave alienación. Es una constante en la historia del yoga, en ese afán por hallar el bienestar total y la libertad interior, enfatizar la necesidad de recuperar la propia naturaleza real, desidentificándose de la personalidad y el excesivo ego, y recobrando la propia identidad, como quiera que a ésta la denominemos.

Para todo ello es necesario el control de la mente y la conquista de superiores estados de conciencia e incluso la posibilidad de sobrepasar la conciencia ordinaria, lo que exige «quemar» innumerables condicionamientos que se acarrean en el inconsciente y superar escollos que se presentan en el entorno y en el propio cuerpo y la propia mente. Para los yoguis la ciega identificación con los pensamientos nos hace vivir de espaldas a nuestra naturaleza real y nos somete a esclavitud con respecto a aquello que vivimos, además de embotarnos la conciencia y someternos a un sonambulismo espiritual de muy graves consecuencias, que, por efecto de la bruma ilusoria de la mente, nos lleva a valorar lo insustancial y trivial y desatender lo esencial y sustancial, con lo que la vida se convierte en una masa de confusión, desorden, ceguera anímica, mecanicidad e insatisfacción insuperable. La percepción falseada nos impide ver lo que es y nos ancla en las burdas apariencias. Una percepción así nunca puede reportar sabiduría. Solo la percepción clarificada, conocida como percepción yóguica y libre de condicionamientos, percibe el núcleo de lo que es y reporta sabiduría liberatoria. Con esa percepción yóguica el yogui puede estar en el mundo «sin ser del mundo» y mantener un espacio de clara e inafectada conciencia incluso en el mayor caos o desorden, situándose en el justo medio entre el dolor y el placer, y manteniendo en cualquier caso la energía de precisión, claridad y cordura que otorga esa cualidad de cualidades que es la ecuanimidad.

TÉCNICAS PARA EL SOMETIMIENTO DE LA MENTE

Basta con observar unos minutos nuestra propia mente para descubrir en seguida, si ya no lo habíamos hecho antes, hasta qué punto su flujo de ideas es disperso e incontrolado. Factores internos y externos modifican de continuo el contenido mental y originan todo tipo de fluctuaciones y estados mentales, robando libertad interior, creando desasosiego y malestar, e impidiendo vivir con la atención sosegada y alerta. Para evitar que la mente pierda todas sus energías y muchas de sus mejores posibilidades en una continua y renuente dispersión, el yogui comenzó desde hace milenios a concebir y ensayar métodos para poder gobernar la mente y sacar lo mejor de ella. El practicante (sin olvidar la genuina ética, el esfuerzo consciente, la moderación y el equilibrio, la atención en la vida cotidiana, el empeño por vivir más desapegadamente y sin dejarse tanto atrapar por la avidez y la aversión) se adiestra mentalmente para ir logrando suspender los automatismos de la mente e ir aprendiendo a pensar y dejar de pensar. Para conquistar la mente yóguica, el practicante se adiestra en la interiorización o *pratyahara*, la concentración o *dharana* y la meditación o *dyana*, ayudado por esos valiosos aliados que son la verdadera disciplina ética, la posición corporal estable y el control sobre la respiración, pues todo ello le conducirá a la consecución de un conocimiento liberador y que le permita actualizar en su mente la lucidez, el desprendimiento y la compasión.

El ejercitamiento psicomental es necesario, puesto que la mente es tan desarrollable como un músculo y la evolución de la conciencia es posible. La dispersión mental le impide a la conciencia estar más plena y receptiva, frenando su desenvolvimiento. La mente ordinaria, por su parte, es como «un mono saltando de la rama de la avidez a la de la aversión» o como un elefante furioso que quiere evitar cualquier control. Los ejercitamientos que propone el yoga mental han sido todos ellos verificados durante milenios y van proporcionándole a la mente energía, atención, ecuanimidad, sosiego, contento y lucidez. Como un joyero talla un diamante, el yogui se empeña en ir ordenando, saneando, purificando, controlando y desarrollando su mente. El número de métodos es casi abrumador y lo importante es ser constante en la práctica para poder reorganizar la mente en un estadio más elevado y superar muchos condicionamientos, modelos y latencias subliminales que generan mucha desdicha e insatisfacción. Por fortuna y cada día en mayor grado, son cada vez más las personas que se dan cuenta de la necesidad específica de la meditación para conseguir una mente más sosegada, lúcida y amorosa, que es, además, la mejor contribución que no solo podemos hacernos a nosotros mismos, sino también a las otras criaturas.

EL ADIESTRAMIENTO YÓGUICO
Y LA TRANSFORMACIÓN INTERIOR

Es muy de lamentar que con demasiada frecuencia haya pseudoinstructores de yoga, libros y medios de difusión que al exponer esta disciplina la simplifiquen de tal manera que la convierten en una caricatura, a veces incluso grotesca, de lo que realmente es, y máxime cuando el yoga como disciplina de automejoramiento esta jugando, y aun lo hará en mayor grado, un papel esencial en el mundo de hoy. Es por ello necesario comprender el yoga en profundidad, y entender lo mucho que ofrece al ser humano y que no es solamente un método –con serlo– preventivo, terapéutico y recuperativo de trastornos psicosomáticos, psíquicos o incluso orgánicos, sino que también es, principalmente, una praxis experiencial para la verdadera transformación interior. De ahí que este apartado sea absolutamente necesario, incluso en una obra que es eminentemente práctica y huye de la erudición y los academicismos, pero que quiere dar una visión lo más completa posible, a pesar de las limitaciones de espacio, de este fabuloso compendio de enseñanzas para la superación personal y la libertad interior que es el yoga.

Para obtener la experiencia liberadora, a la que en última instancia aspira el yogui, es necesaria una honda transformación interior, y ésta solo es viable lograrla mediante un ejercitamiento que haga posible esa experiencia esencial. Esta transformación repercute muy profundamente en la persona y por tanto afecta también, y muy beneficiosamente, a las otras criaturas, pues, además, «el mundo es la mente». Si no repercutiese de manera tan profunda e íntima en la persona, no podría pasarse de ser un individuo egocéntrico, ofuscado e inarmónico a ser un ser humano transpersonal, lúcido y equilibrado.

La búsqueda introspectiva, quintaesencia del entrenamiento yóguico, distancia al ser humano de los objetos y le hace mucho más libre e independiente, desapegándole de la fascinación que aquéllos ejercen sobre él y que es bien aprovechada en una sociedad como la nuestra para propiciar un compulsivo y enfermizo consumismo y generar todo tipo de deseos innecesarios y artificiales que no son los deseos propios. Esta búsqueda introspectiva no debemos jamás entenderla como un mero autoanálisis psicológico. Representa una captación de lo más íntimo en nosotros para lograr un saludable alejamiento de las burdas apariencias y una aproximación a nuestras más genuinas esferas del ser que no se dejan atrapar ni esclavizar por los ropajes externos y adquiridos. Se celebra así esa búsqueda de la intemporalidad que persiste dentro de muchos seres humanos con sensibilidades de orden superior, poniéndose en marcha un viaje hacia la infinitud interior, más allá de los engañosos laberintos de la personalidad; un salto extraordinario y magnífico hacia lo que somos más que hacia lo que sabemos. Porque la respuesta está dentro de nosotros, y dentro de nosotros hay que buscarla.

El yogui se rebela así contra sus condicionamientos y trata de transformar muchas de sus energías y ponerlas al servicio de la búsqueda de libertad interior. Canalizar la fuerza vital que palpita en todo ser humano, potenciar esa fuerza interior, a veces perceptible aun sin proponérnoslo, son logros que anhela el practicante serio de yoga. Si la conquista de sí mismo es la más difícil, también es la más significativa y la que más satisfacción origina. No sintiéndose satisfecho con los fenómenos del exterior, mudables e inconsistentes, desconfiando de unos placeres externos que entrañan más dolor que disfrute en cuanto que no son prorrogables o recuperables, amante de la emancipación que solo es posible encontrar en sí mismo y no en el cambiante escenario exterior, el yogui no teme la mutación profunda de su consciencia, sino que pone los medios para que se vaya produciendo esa revolución anímica. Para ello no bastan las exiguas modificaciones, pues ellas solo no conducen a la experiencia liberadora y, por tanto, son insuficientes los cambios superfluos o superficiales. No se requiere una transformación de las superficies de la persona, sino de sus mismas raíces, y por eso el yogui ha concebido y ensayado métodos para poder superar incluso los condicionamientos inconscientes.

Hay muchos ropajes en cada uno de nosotros y paulatinamente debemos irnos despojando de ellos para ser más libres. Se hace imprescindible mirar en uno mismo y tratar de abrir un «canal de claridad» en una mente cuya efervescencia no cede ni de día ni de noche y distorsiona la percepción. Todos en principio alimentamos una falsa imagen de nosotros mismos, arrogándonos cualidades de las que carecemos, autoengañándonos y colaborando en un juego de ilusión del que al tomar parte nos vamos anímicamente embriagando y embotando. Tenemos que recuperarnos a nosotros mismos para poder así participar en la existencia de nuestro propio ser interno, descubriéndolo y experimentándolo. Si el radja-yoga se empeña en la suspensión temporal de los automatismos de la mente, es para poder vislumbrar esa realidad interior que se nos escapa.

El ejercitamiento yóguico en todas las épocas ha sido reconocido como el más eficiente para pacificar la mente y sustraerla a las impresiones sensoriales, sumergiéndola, durante la meditación, en un estado de inmensa serenidad. Si la mente no puede hallar un instante de independencia con respecto a la dinámica de los órganos sensoriales y de las influencias del mundo exterior y del propio inconsciente, no podrá tener ni un fugaz destello de otra realidad que mora en su fuente. Por ello el entrenamiento yóguico debe comenzar por la mente y parte del trabajo interior propuesto por el yoga consiste en aprender a desidentificarse de los procesos externos e internos para desarrollar intensamente la vivencia del «testigo» que no se colorea y mantiene en toda circunstancia su prístina lucidez y su inquebrantable desapego.

La transformación interior va sobreviniendo de manera gradual, como resultado del tenaz adiestramiento yóguico. Este ejercitamiento milenario se extiende al cuerpo, el cuerpo energético, la mente, las emociones y la conducta. Trabajando sobre sí mismo, el practicante se irá liberando también de la tiranía del ego e irá estableciéndose en su núcleo interior, pudiendo desarrollar la sabiduría discriminativa (*viveka*) que reporta el conocimiento del que va brotando la libertad interior. Se trata de un proceso de desaprendizaje y aprendizaje. Cuando el yogui puede ir más allá de todas sus envolturas o ropajes psicosomáticos, se establece en su naturaleza real. La atención es el más fiel centinela en este proceso de desenmascaramiento, a veces muy doloroso, pero que siempre promueve la madurez emocional y la evolución de la conciencia. El ejercitamiento pretende hacer posible la revelación en la conciencia pura del Sí-mismo o esencia del individuo que, a diferencia de las mutables células, emociones y pensamientos, permanece y es quietud inefable.

Para ir haciendo posible esa transformación, los yoguis han seguido desde antaño tras sendas tradicionales (aunque en último lugar uno es siempre su propia senda y su propia doctrina): la de las obras desinteresadas y la acción consciente (*karma-marga*), la del conocimiento superior (*gnana-marga*) y la de la mística (*bhakti-marga*). *Marga* es camino o sendero, y siguiendo el *marga* se culmina en la experiencia liberadora. Las técnicas son vehículos para hollarla con éxito. En todo ser humano hay un descontento profundo que es el que constela el anhelo encubierto de querer completarse y hallar la Fuente, pero muchos individuos no saben entender esta insatisfacción y tratan de agotarla mediante afanes que nunca les van a satisfacer ni procurar un sentimiento de completud. Hay en las personas una tendencia hacia la autorrealización, que solo en algunas reflota y se hace diáfana. Pero en el mundo de hoy cada día son más los que intuyen lo necesario que es no solo mejorar la calidad de vida exterior, sino también la interior y, por ello mismo, emprenden la senda del yoga y, experimentado ese anhelo de libertad interior, ponen parte de sus energías en pos de la experiencia liberadora.

LA MEDITACIÓN

No basta con desear llegar a otra parte; se requiere un vehículo para desplazarse. Es muy conocida en la enseñanza del Buda la «parábola de la barca». Para pasar de una a otra orilla se requiere una barca. Una orilla es la ofuscación y la otra es la lucidez; la barca es la enseñanza y el método. Pero, como dijera Buda, «la mayoría de las personas se pasan la vida subiendo y bajando por la misma orilla». No obstante, todas las enseñanzas y todos los métodos están a nuestro alcance. Si podemos disponer de ellos, empleémoslos sabia y pacientemente para conseguir una vida más plena y utilizar la vida misma como un aprendizaje. La meditación es un ejercitamiento sistemático para ir superando los modelos y esquemas de la mente, purificar el subconsciente y resolver sus condicionamientos, actualizar los factores de autodesarrollo (energía o esfuerzo consciente, atención vigilante, ecuanimidad, contento interior, sosiego y lucidez, entre otros), otorgar a la mente calma y claridad, y desencadenar una especial manera de percibir, sentir y vivir. La meditación es así un arte y una ciencia de vida, y se convierte en el banco de pruebas para estimular la inteligencia primordial y desenraizar cualidades que engendran mucha desdicha, como el apego y el odio. La meditación va liberando la mente de sus trabas y aflicciones. La persona se sienta en silencio e inmovilidad para ejercitarse en el desarrollo de la conciencia lúcida, clara, alerta y ecuánime, sirviéndose para ello de uno de los numerosos soportes que hay para la unificación de la conciencia. La meditación nos enseña a refrenar los automatismos mentales, silenciar el contenido de la mente, cultivar de forma metódica la atención, desarrollar una inquebrantable firmeza de mente o ecuanimidad, sentirse bien en uno mismo, poder aprender a dejar de pensar o dejar de identificarse mórbidamente con los pensamientos, saber suspender la dinámica incesante de apegos-aversiones, poder establecerse en armonía en uno mismo y modificar los modelos mentales que engendran tanta desdicha y malestar. La meditación es, sin duda, el método más antiguo y solvente para hallar la tan ansiada paz interior, esa que una gran mayoría de personas buscan, aunque a menudo no saben dónde o cómo hallarla. La meditación, asimismo, nos reeduca para estar más en el momento presente, evitando las distracciones mentales que nos llevan al pasado y al futuro y nos envuelven en todo tipo de deseos y aversiones, desequilibrándonos interiormente.

En la meditación se elige un soporte en el que fijar la atención. La mente debe estar de una manera tan estable enfocada sobre el soporte como sea posible y cuando se produzcan distracciones, en cuanto el meditador se percate de ello debe reorientar la atención hacia el objeto de la meditación. Aunque existen muchos métodos de meditación y numerosas técnicas, la meditación como tal es una. En esta obra incluimos algunos de los métodos más eficientes de meditación, pero a todas las personas que quieran profundizar en ella y llevarla a la vida cotidiana les aconsejamos encarecidamente que consulten nuestra obra *Vivir la Espiritualidad día a día*. En la medida en que alguien se ejercita en la meditación sentada, después está mucho más capacitado para mantener una actitud equilibrada, sosegada y lúcida en la vida diaria, y podrá trasladar la ecuanimidad lograda y desplegada a través de la práctica de la meditación a sus actividades cotidianas, por lo que logrará mantener una mente más unificada, consciente y esclarecida en cada momento y, por tanto, más libre de las nocivas influencias del entorno o de la agitación que causan los obstáculos y contratiempos cotidianos. La persona aprenderá también a poder seleccionar los pensamientos constructivos y descartar los negativos, y podrá tornarse, cuando lo requiera, en testigo inafectado de los procesos mentales, sin ser necesariamente identificada y arrastrada por ellos. Al poder estar más atenta a cada momento, la mecánica y ciega hiperactividad de la mente cederá y el parloteo mental irá remitiendo. Pero, además, la meditación reporta un equilibrio que previene contra las reacciones desmesuradas, que son las que acumulan nuevos condicionamientos y alimentan las tendencias neuróticas. El individuo empieza a valorar no solo la conquista de objetivos externos, que procuran cuando más una dicha muy efímera, sino de logros internos, que producen un gozo más íntimo y permanente. Unos minutos diarios de meditación serán de una gran ayuda anímicamente, porque la persona se sustrae a todos los estímulos, tensiones, preocupaciones y ocupaciones para hallar su propio centro de quietud y cordura.

Para la práctica de la meditación, se elige una habitación tranquila, se estabiliza la postura con la columna vertebral y la cabeza erguidas, se selecciona una técnica y se fija la atención mental en el soporte meditativo. Una sesión puede durar de quince minutos a una hora o más. Vamos a describir, con la minuciosidad suficiente para su práctica, las siguientes técnicas:

– Ejercicios de atención a la respiración.
– Ejercicios de atención a las sensaciones.
– Ejercicio de observación de los procesos mentales.
– Ejercicio de erradicación de los pensamientos.
– Ejercicio de la atención sosegada.
– Ejercicio de presencia de ser.

Además de estos ejercicios, el practicante puede efectuar otros propiamente dichos de concentración, que son los que fijan la mente en un objeto con absoluta exclusión de todo lo demás, sea sobre la lama de la vela, un color, una figura geométrica, un fondo negro, el entrecejo, un fonema o sonido o cualquier otro soporte en el que se va absorbiendo la mente tanto como sea posible.

En la práctica de la meditación hay que tratar de estar muy atento pero no tenso y cada vez que la mente se distrae, hay que retrotraerla lo antes posible al soporte de la meditación. Según el tiempo de que se disponga para la sesión, se pueden practicar uno, dos o tres ejercicios, pero preferiblemente no más. Al menos cada uno de ellos debe ser practicado durante diez o quince minutos.

VIII

LAS TÉCNICAS DEL YOGA MENTAL

EJERCICIOS DE ATENCIÓN A LA RESPIRACIÓN

La atención siempre está presente y puede utilizarse como magnífico soporte para el cultivo armónico y metódico de la atención; resulta también de gran eficacia para calmar y esclarecer la mente. Todos los ejercicios de atención a la respiración otorgan tranquilidad y lucidez, y son además muy eficaces para favorecer la biología y sedar el sistema nervioso. La respiración se torna una herramienta excepcional para fijar la mente en ella y desarrollar la conciencia serena, clara e inafectada, evitando ideas, automatismos mentales o discursos. La respiración, preferiblemente, tiene que ser regular y nasal, pero no se trata en absoluto de hacer ejercicio respiratorio o de *pranayama*. Hay numerosos ejercicios de atención a la respiración, pero tres de ellos son extraordinarios:

l. Fija la atención mental en las aletas de la nariz. El aire, al entrar y salir, origina un roce en algún lado de la nariz. Trata de sentir con la mayor atención posible esa sensación táctil de la respiración. No pienses, no analices, no divagues. Si durante las primeras sesiones no puedes sentir el roce del aire, permanece muy atento a su entrada y salida, pero en este ejercicio en concreto con la atención depositada en la entrada de los orificios nasales.

2. Enfoca la atención mental sobre la respiración y toma lúcida conciencia de cuándo el aire está dentro o fuera. El aire entra con la inhalación y sale con la exhalación; toma lúcida conciencia del aire «dentro» y el aire «fuera».

3. Dirige la atención mental a la respiración y sigue, muy alerta, el curso de la inhalación y el curso de la exhalación, pero todavía pon mayor atención para tratar de captar el instante en el que la inhalación se funde con la exhalación y la exhalación con la inhalación.

En estos tres ejercicios, evita las reflexiones o divagaciones. Ve desarrollando tanto como puedas la atención consciente, libre de ideaciones o asociaciones mentales. Si te distraes, en cuanto descubras la distracción, retoma la mente y dirígela al ejercicio.

EJERCICIOS DE ATENCIÓN A LAS SENSACIONES

A pesar de que existen numerosos ejercicios de este tipo, dos son los más eficientes:

1. Permanece extraordinariamente atento y receptivo a las sensaciones que puedan ir surgiendo en tu cuerpo, sean gratas o ingratas, burdas o sutiles. La mente debe estar muy atenta al cuerpo e ir registrando de momento en momento, sin reaccionar, las sensaciones que vayan surgiendo: entumecimiento, bloqueos, dolores, cosquilleo, presiones, contactos, energía, radicación, vida o las que fuere, sin entrar a examinarlas, es decir, contemplándolas con el máximo de ecuanimidad.

2. Ve recorriendo lentamente las distintas zonas del cuerpo desde la cima de la cabeza hasta el dedo grueso del pie y del dedo grueso del pie a la cima de la cabeza, con mucha atención y máxima ecuanimidad, tratando de sentir, pero no de imaginar. Se siente o no se siente. El foco de la conciencia se va deslizando muy lentamente por las diferentes zonas de la cara y por detrás de la cabeza, el cuello, un brazo hasta las yemas de los dedos, el otro brazo hasta las yemas de los dedos, el pecho, la espalda, las nalgas, el vientre, una pierna hasta el dedo grueso y la otra pierna hasta el dedo grueso, para después emprender el recorrido a la inversa. No importa si se altera el orden, siempre y cuando la mente vaya pasando por todas las zonas del cuerpo. No hay prisa ni se trata de coleccionar recorrido, sino de hacerlo con minuciosidad, siempre atento y ecuánime. Si una zona no se siente, se puede uno detener unos instantes en ella. Cuando no se siente, se sabe que no se siente y se prosigue con el ejercicio.

EJERCICIO DE OBSERVACIÓN DE LOS PROCESOS MENTALES

Enfoca la atención sobre el propio espacio mental y conviértete en un implacablemente atento, pero desapasionado y ecuánime observador de todo lo que vaya surgiendo y desfilando por el escenario mental, sean ideas conexas o inconexas, estados mentales o de ánimo, recuerdos, ruidos, sensaciones, emociones o ensoñaciones. No juzgues, no analices, no apruebes ni desapruebes, sino simplemente observa con el máximo de atención y ecuanimidad. Trata de no identificarte con los pensamientos y evita que éstos te tomen y te arrebaten, pero si eso sucede, en cuanto te percates de ello, regresa a tu puesto de alerta y sosegado observador de los procesos de la mente. Si ésta se queda en silencio, la observas así; si comienza a funcionar, toma lúcida conciencia de lo que va discurriendo por ella, sin importarte si los pensamientos son placenteros o displacenteros.

No intervengas ni para crear pensamientos ni para suprimirlos.

EJERCICIO DE ERRADICACIÓN DE LOS PENSAMIENTOS

Este ejercicio tradicionalmente también se conoce como «cortar los pensamientos en su propia raíz». Enfóca con mucha atención sobre tu espacio mental y con la firme resolución de cortar el pensamiento en su propia raíz y en cuanto se presente. No importa si al cortar un pensamiento surge otro y así sucesivamente; lo importante es no permitirle al pensamiento que fluya y forme discurso mental. Ya el hecho de estar muy atento a la mente y con la firme determinación de no dejarse pensar reduce extraordinariamente su parloteo.

EJERCICIO DE LA ATENCIÓN SERENA

La mente siempre está escapando y se resiste a enfocarse sobre el momento presente. En este ejercicio se trata de mantener la mente en el aquí-ahora, evitando sus divagaciones en el tiempo y el espacio. Trata de mantener una actitud de intensa pero serena atención y cada vez que la mente escape, retrotráela al aquí y ahora. Permanece atento a todo pero a nada en concreto, con una vigilancia sosegada.

EJERCICIO DE PRESENCIA DE SER

Es éste un importante y reconfortante ejercicio de recogimiento, mediante el cual la persona se va desconectando del exterior y de sus propios automatismos mentales, y se va sumergiendo en sí misma para conectarse con su «punto de quietud» y desarrollar el sentimiento puro y desnudo de ser. Para ello, ignora por un lado todos tus pensamientos y, por otro, enfócate hacia ti mismo, poniendo toda la atención hacia dentro, para ir haciendo un espacio interior de remansamiento, quietud, silencio y presencia de sí. Siéntete hacia dentro, más allá de cualquier concepto, tratando de recuperar una y otra vez el hilo de la conciencia hacia dentro y evitando que la mente se externalice. Persiste en irte remansando en ti mismo y absorbiéndote en la sensación de ser, como una experiencia y no como una idea. Paulatinamente irás aprendiendo a desconectarte de lo exterior y poder morar apaciblemente en ti mismo, sin ser perturbado por las ideas que puedan surgir en la mente y que debes ignorar.

IX

EL YOGA DE LA
ACCIÓN CONSCIENTE
(karma-yoga)

Como ya hemos referido, el yoga atiende todos los aspectos de la persona y se interesa por todos los estadios y manifestaciones de su ser, para irlos paulatinamente perfeccionando, sometiéndolos al escrutinio de un discernimiento claro y de la volición, y tratando de obtener lo mejor de la naturaleza humana. El trabajo sobre uno mismo que propone el yoga aborda a la completa entidad biopsicosocial que somos, tratándose pues de un ejercitamiento integral. Por ello la persona aprende a vigilar sus pensamientos, palabras y actos y, especialmente, a ejercer un saludable dominio sobre todo ello, siendo más consciente y menos mecánico en mente, palabra y obra. La libertad interior es uno de los logros del yoga, y si la persona está ciegamente sometida a sus acciones y a los efectos de éstas, el proceso de evolución interior se detendrá. La mayoría de las personas, y máxime en sociedades brutalmente competitivas y donde se trata cueste lo que cueste de afirmar el ego y de acumular excesivamente (sustrayéndose toda la energía al sentirse armónicamente y ser y serse), permanecen encadenadas a sus acciones (pues además la acción puede llegar a ser muy alienante y convertirse en uno de tantos escapes o evasiones) y mucho más a los resultados de ellas. Pero solo una actitud de independencia con respecto a las propias acciones y de consciente renuncia a los resultados (que si han de venir vendrán sin duda por añadidura y tanto más si hacemos lo mejor que podamos) puede conducirnos a la emancipación interior. De otra forma nos dejaremos obsesionar por unos resultados a los que nos aferramos, creando apego y dependencia de ellos y diseminando nuestras mejores energías. Pero, además, si solo tenemos la mente puesta en la mente, no apreciaremos el proceso; si nos apegamos al futuro, no nos abriremos al presente. Ése es otro de los más perversos ardides de la sociedad: nos hace preocuparnos obsesivamente por la meta y nos impide disfrutar y seguir el aprendizaje y la senda de la madurez con lo que es en el momento. La actitud del antiguo Oriente ha sido otra y se ha considerado que el viaje ya es la meta, que el proceso ya es el resultado, que cada instante es un supremo instante con su peso específico y que «la ladera ya es la cima».

Muchas personas son siervas de sus acciones y mucho más si cabe de los resultados de éstas, pero se puede aprender a amar la obra por la obra misma y no solo por sus resultados. Entonces cada acción nos enseña y se convierte en un «todo completo» en sí misma, sin importar si los resultados llegan o no, porque no es posible empujar el río de la existencia. La independencia con respecto a la acción sobreviene con un poco de desapego, extensible a los frutos de la acción. La acción se convierte en un yoga, en un *sadhana* (ejercitamiento de autodesarrollo), en un constante aprendizaje existencial.

Pero no se pierde la propia identidad al actuar y se valora más lo que se es en sí mismo que lo que se hace. No se persiguen compulsivamente los resultados. Si se hace lo mejor posible, más fácil es que sobrevengan. Tensarse, ansiarse y angustiarse no sirve de nada. La mente va por un lado y los acontecimientos vitales por otro. Por otro lado, la acción se torna tanto más bella y fecunda cuanto menos egocéntrica resulta. Así va surgiendo la realización a través de la acción; es el karma-yoga, el yoga de la acción más diestra y menos egocéntrica. No es un yoga fácil, porque no es una actitud sencilla de conseguir, menos aún en una sociedad donde la obsesión más común y generalizada es el narcisismo y la necesidad de apuntalar neuróticamente el propio ego. Pero cuando la acción es libre de agitación y de tanto apego, cuando es lúcida y sagaz, se convierte en instrumento de autodesarrollo y madurez interior. Así, en el karma-yoga se dice:

- Haz lo mejor que puedas en cualquier momento y circunstancia.
- Haz con lucidez y conciencia, consiguiendo la acción atenta y diestra.
- No te dejes alienar con la acción y mantén tu propia identidad, porque tú eres la persona y no el personaje, el ser humano y no el papel que interpretas o desempeñas.
- No te obsesiones por los resultados, pues vendrán si tienen que venir, pero la obsesión por ellos desgasta y neurotiza.
- Haz y sé paciente; sabe esperar sin tensarte. Haz sin hacer, que quiere decir que hagas lúcidamente y no te involucres mórbidamente en la acción.

- Valora el proceso, el instante, cada paso, el viaje, el valle y no solo la cima.
- La acción es un medio; tu realización es tu fin. Aprende a hacer, pero sobre todo aprende a ser aun haciendo.
- No te dejes perturbar, atolondrar y anegar por la acción.
- Ejercítate en obrar por amor a la obra; coopera sin esperar la recompensa; considera sin obsesionarte porque te devuelvan consideración.
- Sé como un muerto ante el halago y el insulto. Trata de mantener el equilibrio y la ecuanimidad. A veces se gana y a veces se pierde. Mantén tu armonía en la victoria y en la derrota, en la ganancia y en la pérdida.

La acción puede debilitar o fortalecer, esclavizar o liberar. Depende de la actitud. Un ser humano debe aprender a estar en sí mismo y ser él mismo tanto en la acción como en la contemplación, en la soledad como en la compañía. Como todos tenemos que actuar porque la vida en sí misma es acción, propongámonos la acción como instrumento de aprendizaje, integración y autorrealización.

Nadie puede dejar de actuar. Todo ser humano está sometido a la acción y como la vida es dinámica y no estática, tenemos que movernos con ella. Pero existe la acción mecánica y la acción consciente, la acción egocéntrica y la acción más transpersonal, la acción interesada y la acción desinteresada o más altruista.

El yoga de la acción consciente, diestra y más desinteresada y por tanto menos egoísta se llama karma-yoga. Karma es acción, pero también voluntad y volición; es, asimismo, la ley de causa y efecto, acción y reacción y, por extensión, la ley de la retribución, puesto que a todo acto sigue sus consecuencias y allí donde se pone una condición, otra habrá de surgir en alguna parte. Nadie puede escapar a las consecuencias de sus actos, y el karma-yoga nos invita a actuar con plena conciencia, lucidez, sagacidad y compasión. Los puntos o principios esenciales del karma-yoga podrían cifrarse en los siguientes:

- Haz lo mejor que puedas en todo momento y circunstancia.
- Toda actividad es importante y por tanto hazla con plena conciencia y lucidez.
- Valora la acción en sí misma y no te obsesiones por los resultados, que si han de venir vendrán por añadidura. Es más importante el proceso que el fin, el camino que la meta.
- No te dejes encadenar por los resultados de la acción ni alienar por la acción, y ve aprendiendo a actuar desde la eficiencia y el desapego, la compasión y la visión clara.
- Ejercítate en actuar con mayor desapego y en no hacer la acción tan personalista, arrogándotela vanidosamente.

La acción menos egocéntrica coopera en el crecimiento interior y la madurez, nos ayuda a ser más desasidos y desprendidos y a darle un sentido más bello a la existencia. Decía muy sabiamente Vivekananda:

Trabajad por el amor al trabajo. Hay en cada país unos pocos seres humanos que son, realmente, la sal de la tierra y trabajan por amor al trabajo, sin preocuparse del renombre ni la fama, ni siquiera de ir al cielo. Trabajan simplemente porque de ello resulta el bien.

Y también exhortaba:

Por consiguiente sed desapegados; dejad que las cosas actúen, que
actúen los centros cerebrales; actuad incesantemente, pero que ni
una sola onda conquiste la mente. Trabajad como si fuerais, en
esta tierra, un viajero. Actuad incesantemente, pero no os liguéis:
la ligadura es terrible. Este mundo no es nuestra morada, es solamente uno de los escenarios por los cuales vamos pasando.
Recordad aquel gran dicho de la filosofía Samkhya: «La totalidad
de la naturaleza es para el alma, no el alma para la naturaleza.

La acción puede llegar a ser muy acaparadora y no hay
que dejarse alienar por ella ni perder de vista el objetivo interior. Parte de la energía debe ser para mejorar la calidad de
vida externa y parte para mejorar la calidad de vida interna.
De otro modo, la persona se va enajenando y divorciando
completamente de su naturaleza real.

La acción debe ser ejecutada diestramente, pero sin aferramiento, como dirían los sabios chinos haciendo sin hacer,
es decir, sin que todo nuestro ser sea contaminado por la
acción y ésta nos aturda o embote la conciencia. Hay que
hacer con plena conciencia, elevando así al rango de sublime
lo cotidiano y no dejándonos ganar por la rutina. Para el karma-yoga toda acción es igualmente valiosa y si no se vive tan
personalista y egocéntricamente, no nos roba tanta energía.
Ramana Maharshi decía: «Si vas en un ferrocarril, ¿para qué
vas a llevar la maleta encima? La dejas en el suelo del ferrocarril y que éste la lleve». No hay que dejarse liar ni embaucar
por la acción, pero sí instrumentalizarla como un medio para
abrillantar la conciencia, cultivar la atención mental, propiciar
la lucidez y la compasión. Era Raakarishna el que declaraba:

«Vive en el mundo, pero no seas del mundo». Hay que llevar a cabo la actividad con suma conciencia y precisión, pero sin dejar de estar bien establecido en uno mismo, porque de acuerdo con el karma-yoga la actividad es el medio, pero la realización de sí es el fin. Siendo más lúcidos, seremos más conscientes de cuándo debemos o no intervenir o ingerir y sabremos respetar el curso de los acontecimientos, siendo diligentes pero pacientes, sin dejarnos arrebatar por la vehemencia o la compulsión, y centrándonos mucho más en el aquí y el ahora. En nuestros actos y actividades, en nuestras relaciones, deben estar presentes la atención y la compasión.

El karma-yogui se ejercita para ir domando el ego y sus «males», tales como el egocentrismo, la soberbia, la vanidad, el egoísmo, la presunción, el afán de poder y dominio, el anhelo de aparentar o afirmarse. El egoísmo es un sentimiento feo que divide y que hay que ir superando. Decía Aurobindo:

> Pero el centro de toda resistencia es el egoísmo y debemos perseguirlo en toda cobertura y disfraz, sacarlo y matarlo; pues sus disfraces son interminables y se apegará a todo fragmento de autoocultamiento posible.

El karma-yogui aprende a actuar con la mayor ecuanimidad posible, éticamente, con dedicación a las necesidades ajenas. Por todo ello el karma-yoga no es en absoluto un yoga fácil de ejercitar y hay que ir poco a poco estando muy atento de sí mismo para poder actuar desde el yo real y no desde el burdo ego. El sosiego va favoreciendo la claridad de la mente, y desde la claridad de la mente surge la acción más diestra, que además, de acuerdo con el karma-yoga, debe estar orientadas por actitudes mentales de compasión y generosidad.

X

EL **YOGA** DEL
DISCERNIMIENTO SUPERIOR
(gnana-yoga)

Más de tres décadas impartiendo enseñanzas y clases de yoga a más de trescientas mil personas nos han evidenciado a todas luces que los seres humanos en Occidente se aproximan a esta disciplina por los motivos más diversos, que pueden ir desde hallar consuelo espiritual tras la muerte de un ser querido hasta aliviar el sufrimiento tras una ruptura afectiva de cualquier orden (familiar, amistosa, sentimental), pasando por solucionar trastornos del aparato locomotor, sentirse mejor, hallar sosiego y equilibrio, vencer la ansiedad o la depresión o conocerse y realizarse. Otras personas llegan al yoga en su deseo de gozar de un mayor bienestar físico y más acentuada vitalidad, para tratar de procurarle un sentido a sus vacías existencias, con el anhelo de obtener otros estadios más iluminadores de conciencia o para simplemente superar el estreñimiento, refrenar el estrés, dormir mejor o hallar pautas para una vida más armónica. Es, en suma, la búsqueda de esa dicha y satisfacción a la que toda persona aspira, y que compartimos con todos los seres que sienten. Por todo ello hay muchas sendas técnicas en el yoga, pero como éste es también el eje espiritual de Oriente y un sistema soteriológico al que muchas personas acuden para encontrar un significado a la existencia y aprender a conectarse con la última realidad, no queremos dejar de referirnos en esta obra al yoga en su vertiente de técnica liberatoria y de conquista de la propia identidad. Hay un yoga que se conoce como gnana-yoga o yoga del conocimiento superior, a través del cual el yogui se propone reconocer experiencial y vivencialmente su naturaleza más íntima y esencial, diferente de la personalidad y el carácter y sus tendencias. Para los sabios del yoga la naturaleza real forma parte de la que, por utilizar una denominación de conveniencia, podríamos llamar la Mente Única, en tanto que la personalidad, el carácter y el temperamento configuran la mente pequeña o personal, a menudo con sus rarezas y contradicciones y en su trasfondo desordenado, incoherente y caótica. Es importante aprender a establecerse o comunicarse con la Mente Única y a no dejarse desestabilizar por la mente pequeña, con sus manías, ambivalencias y desequilibrios. A menudo mucho de lo que hay en la mente pequeña o personal ni siquiera nos pertenece y no tenemos que apropiárnoslo, sino que resulta mucho más saludable desidentificarse de ello y a menudo ni siquiera creérnoslo. El yogui aprende a ser testigo inafectado de sus corrientes mentales y desde ahí, según proceda, a inhibirlas, observarlas desapasionadamente o ignorarlas.

Para el yoga la naturaleza real o mismidad es denominada ser o Sí-mismo, si bien los yoguis siempre han sabido que con palabras no se puede designar correctamente lo que está más allá de toda palabra y es irreductible a los conceptos o nominaciones. El Sí-mismo se convierte para el gnana-yogui, o buscador del conocimiento supramundano, en su objetivo. Aparte de lo adquirido –el cuerpo y la mente–, está esa naturaleza real que no experimentamos por un fenómeno de identificación con lo adquirido en lugar de con lo real, del mismo modo que el que asiste a una fiesta de carnaval y tanto se identifica con su disfraz que se olvida de quién es en realidad. En el gnana-yoga, el sosiego, la introspección y la incesante autoindagación (*vichara*) están encaminadas a la toma de conciencia de esa prístina naturaleza real que solo es experimentable de manera directa y vivencial. Si el gnana-yogui estimula su elemento vigil e intensifica al máximo su autoinvestigación, es para reconocer vivencialmente el que nunca ha dejado de ser. Pero la inteligencia velada o el entendimiento ofuscado no permiten esa percepción yóguica o supraconsciente necesaria para ese reconocimiento. A menudo los oscurecimientos de la mente y el entendimiento distorsionado le impiden a la persona atravesar sus ropajes y hallar frente a frente su rostro original. Ahora bien, la inteligencia es purificable y perfeccionable y, libre de velos, puede captar aquello que antes no era capaz de percibir cabal y lúcidamente.

La pregunta de las preguntas que todo ser humano con inquietudes de ha formulado es ¿quién soy yo? Es el interrogante del interrogante, pero el yoga no pretende hallar respuestas intelectuales a lo que está más allá del pensamiento binario y por eso recurre a una praxis que le conduzca hacia lo que está más allá del cuerpo, la mente y las emociones y que precisamente hace posible el cuerpo, la mente y las emociones. Es ésta la vía del discernimiento, mediante la cual la persona debe aprender a distinguir entre el yo real y el no yo, lo aparente y lo real, lo accesorio y lo esencial, superando así los velos de la ilusión que desarrollan egotismo, codicia y odio. La comprensión intelectual no basta, aunque nos conduce un primer tramo en la larga marcha de la autorrealización. El intelecto mismo llega a comprender que tiene que rendirse o sacrificarse para que nazca un conocimiento de orden más liberador. El gnana-yogui se sirve de sus envolturas (física, energética, mental y emocional) para ir más allá de ellas y encontrar el «espacio» (vacío o todo son formas de expresión) donde enraízan. El desasimiento de esas envolturas, la acción consciente y desinteresada, la constante averiguación de la naturaleza real, la incesante purificación del discernimiento, el consciente desligamiento de las influencias externas y los métodos yóguicos van conduciendo a otro tipo de percepción, conciencia y entendimiento que nada tienen que ver con los habituales. El practicante aprende a instalarse en su «testigo» imperturbado, liberado de muchas ataduras y aflicciones, viviendo consciente y fluidamente pero sin identificarse ciegamente ni alienarse. De manera paulatina el yogui que persevera con inquebrantable motivación se establece en esa Unidad que hace posible toda diversidad y se convierte así en la Unidad y la diversidad. Pero a partir de aquí ya todas las palabras son irrelevantes y, como declaró el sabio Ramana Maharshi, «el mejor camino es guardar silencio».

XI

LA CONCIENCIA PURA, LA MUTACIÓN Y LA REALIZACIÓN DE SÍ

Una de las funciones realmente importantes y preciosas de la mente es la conciencia, o la capacidad de darse cuenta o percatarse. Cuando se libera de la memoria y de la imaginación –es decir, del pasado y del futuro–, cuando no está condicionada por las viejas asociaciones ni por las reminiscencias pasadas, cuando se mantiene más allá de las verbalizaciones, los conceptos y las construcciones intelectuales, entonces disponemos de una conciencia pura o desnuda, capaz de captar las cosas como son, sin dejarse opacar por los residuos del subconsciente, por las proyecciones psíquicas, por el griterío mental, por los juicios y prejuicios. Una conciencia con estas características tiene un valor incalculable para la formación íntegra del que logra hacerse con ello. Solo puede obtenerse mediante la práctica y el desapego. Esta conciencia es la hermana gemela de la atención consciente y nos permite centrarnos y concentrarnos en lo que acontece en el momento mismo, penetrándolo con visión más clara, posibilitando así una percepción limpia y una cognición idónea.

Cuando tomamos conciencia de nosotros mismos –base de la autovigilancia para el autoconocimiento, la transformación y la realización de sí–, tenemos la oportunidad de irnos viendo y conociendo como somos, sin incurrir en juicios de valor. La atención mental replegada sobre nuestro mundo interior nos permite conocer nuestras reacciones, intenciones y tendencias. Es un medio eficiente para adquirir un sólido autocontrol, ya que, como si ganáramos tiempo al tiempo, nos podemos adelantar a nuestras manifestaciones mecánicas y determinar si procede o no reaccionar externamente. Con una conciencia alerta y bien desarrollada, la persona puede llegar a detectar sus más secretas intenciones, sus más sutiles pensamientos, sus más hondas reacciones. El desenvolvimiento de la atención mental conlleva el de la conciencia y de todas las funciones mentales. El practicante puede observar y observarse sin perturbadoras asociaciones, sin alteradoras proyecciones psíquicas, sin falseadores prejuicios.

Para desarrollar la atención mental pura y la conciencia inafectada hay que esforzarse por estar más consciente. Hacerse más y más consciente es uno de los propósitos del yogui, y una manera de obtener un sentido y un propósito mucho más elevados para la vida. Mediante el adiestramiento vamos intensificando la atención y despejando de impurezas la conciencia. La atención se hace más penetrativa, continuada y lúcida, y de ese modo la persona puede anotar y reseñar lo que sucede en cuanto sucede y tomar conciencia de ello, sin reacciones de avidez y aversión, con mayor equilibrio, cordura y ecuanimidad. Se va obteniendo la conciencia de los elementos que forman su ser (los agregados o elementos constitutivos), conciencia de las modificaciones que se producen en el contenido mental, conciencia de los estímulos del exterior y qué consecuencias tienden a desarrollar dentro de uno. Esta conciencia desprovista de interferencias le permite a la persona conectar con lo que es y continuar con provecho en su incesante aprendizaje vital, ganando en armonía psíquica y sosiego. Una conciencia bien establecida es el mejor guardián para la mente y previene a ésta de las influencias negativas del mundo exterior y de los propios condicionamientos internos. Se torna así en un instrumento realmente transformador y liberador.

Todas las ramas del yoga tratan de entrenar la atención mental pura, puesto que al intensificarse ésta, no solamente le procura bienestar y tranquilidad a la mente, sino que nos ayuda de manera eficaz en la investigación de nosotros mismos, dotando a todas nuestras actividades diarias de nueva savia y permitiéndonos llevarlo todo a cabo como un rito, revelándonos otros mensaje de la existencia y permitiéndonos vivir más allá de lo aparente. Mediante el cultivo de la atención mental podemos empezar a superar nuestros hábitos negativos y suscitar y fomentar los positivos, podemos encontrar un significado más profundo a nuestros actos y relaciones, podemos saber mejor qué debemos cambiar en nosotros para ir consiguiendo la alquimia interior que el yoga nos propone. La atención mental pura y la conciencia clara y sosegada nos enseñan a responder más adecuadamente en cualquier situación o circunstancia y nos indican mejor cómo hacerlo; nos hacen más fluidos y aumentan nuestro vigor anímico para enfrentarnos mejor a las contrariedades y vicisitudes. Por todo ello y mucho más, todas las técnicas del yoga deben ser ejecutadas muy conscientemente y así nos van liberando de la mecanicidad y ampliando la comprensión.

LA MUTACIÓN YÓGUICA

El yoga es conocimiento de uno mismo, autocomprensión, transformación interior y realización de sí. El primer paso es el conocimiento interior, cuyo ensanchamiento desencadena la comprensión. Obtenida la comprensión íntegra, la persona está en mejores condiciones para proceder a la mutación interior, que le conducirá progresivamente a la autorrealización. Para que un individuo pueda obtener la libertad interior que persigue, es imprescindible una profunda transformación interior que la haga posible. En el yoga, esta transformación es integral y por tanto debe alcanzar a todos los elementos que constituyen al ser humano: cuerpo, cuerpo energético, mente, psiquis y comportamiento. El desarrollo integral es el único que no deja lagunas y que consigue los logros más elevados. El yoga goza de unas posibilidades integrales de las que carecen los otros sistemas liberatorios, y de ahí que haya sido utilizado a lo largo de su dilatada historia por todos los sistemas filosófico-religiosos y de autorrealización.

La persona común, para realizarse, tiene que emprender un cambio profundo, una mutación psíquica de raíz, donde se aniquilen sus tendencias innatas a la ofuscación, la avidez y el odio. Este cambio debe alcanzar al subconsciente, para ir superando sus condicionamientos. Es un cambio que permite trasladarse de la servidumbre a la libertad, del estado de la nesciencia al del Conocimiento o Sabiduría. Esta alquimia interior se hace necesaria para conseguir la libertad interna. Hay muchos escollos en el camino, pero se van superando con motivación, perseverancia, práctica y aprendiendo de los propios fracasos.

Muchas cosas deben ser cambiadas dentro del ser humano. Este cambio se irá produciendo de modo gradual y representa una suma de modificaciones que irán consiguiendo finalmente la transformación total. Habrá que cambiar hábitos, tendencias, aspiraciones incorrectas, construcciones mentales nocivas o equivocadas, estados de ánimo perniciosos y proyecciones. La mente está saturada de errores básicos, como vamos desgranando en mi obra *Las zonas oscuras de tu mente*.

La persona ha de aprender a mirar dentro de sí misma y a conocerse para saber qué cambios debe introducir en su mundo interior, qué modificaciones debe acometer. La toma de conciencia de los propios elementos constitutivos y la autoobservación son dos técnicas muy valiosas, que reportan una orientación más exacta sobre uno mismo y que cooperan en la transformación exigida. En cualquier momento o circunstancia una persona puede canalizar su atención mental sobre su cuerpo y tomar consciencia de él –movimientos, gestos, sensaciones, postura–; sobre su mente y tomar conciencia de sus pensamientos, reacciones y hábitos mentales, ideas, recuerdos, imágenes; sobre su sistema emocional y tomar conciencia de sus sentimientos, emociones y estados de ánimo; sobre su comportamiento y tomar conciencia de todo lo relacionado con él. La toma de conciencia de uno mismo estimula el dominio de sí. Se puede, asimismo, tomar conciencia de la propia conciencia, que como ejercicio, amplifica enormemente los caudales de atención y desarrolla la presencia de sí o conciencia-testigo.

Una persona puede observarse a sí misma en cualquier momento y circunstancia. Ya decía Buda: «Si te estimas en mucho vigílate bien». Puede tomar conciencia de cómo se expresa, cómo se lamenta, cómo ríe o cómo se irrita; observar sus reacciones y tendencias y sus estados mentales y emocionales. Puede observarse pensando, hablando o haciendo y así ir detectando sus autoengaños de todo orden y pudiendo disiparlos. Siguiendo la vía de la vigilancia de sí, entraremos en la del descubrimiento de sí, que nos conducirá a la de la transformación y a la de la realización de sí finalmente. La transformación que activa el yoga se apoya en el dominio de sí, el autoconocimiento, el control de la mente, el comportamiento genuinamente ético, el esfuerzo sabiamente aplicado, la actualización de los potenciales internos, la aspiración recta, el desapego y la práctica asidua.

LA SENDA DE LA REALIZACIÓN DE SÍ

El yoga no es solo una ciencia integral de la salud, que lo es, sino básicamente un método o técnica de autorrealización.

El camino de la realización es aquel que emprende el ser humano que quiere alcanzar un estado de mente en verdad consciente, claro y compasivo, liberando la mente de todos sus impedimentos y oscurecimientos: ofuscación, avidez, odio, malevolencia, ansiedad, abatimiento y tantos otros. Mediante un adiestramiento adecuado es posible recobrar la naturaleza original y completar la evolución interior.

Siempre ha habido personas que han buscado una realidad de orden superior, que han querido transmutar su carga negativa en constructiva, que se han empeñado en el perfeccionamiento y han buscado la purificación interna, la armonía mental y el comportamiento impecable. Personas estas que han ansiado una ética más auténtica, nueva y más elevados puntos de vista, la adquisición de un conocimiento no sometido a las dualidades, la sabiduría metafísica y la experiencia liberadora. Personas que no se han aceptado con sus carencias ni han querido vivir a la sombra de su nesciencia mental, que no han asumido su conciencia semievolucionada, que se han rebelado contra sus condicionamientos psíquicos y su ceguera espiritual, anhelando conocerse y conocer la última realidad. Personas que se han esforzado por recobrar su ser original, superar las limitaciones del pensamiento ordinario, penetrar en la esencia de las cosas y poder emerger de la estructura de la ignorancia y el egoísmo. Personas que han ensayado y concebido técnicas para poder recorrer el camino hacia la iluminación, para poder llevar a cabo la búsqueda interior, para poder obtener la verdadera experiencia de ser. Personas que han indagado interiormente, que han investigado en pos de lo Absoluto, que han ansiado sin tregua la libertad interior. Personas a la búsqueda de una mente superior y de la visión intuitiva, trabajando sobre sí mismas para hallar otros medios más válidos y fiables de conocimiento que los comunes, integrándose y reintegrándose, queriendo encontrarse cara a cara con el testigo de la mente, ejercitándose en la unificación de la conciencia, superando vínculos y ataduras internos, rompiendo cadenas psicológicas. Personas proyectándose hacia el universo, «cosmizándose», recreando el sentimiento de unidad con el Origen. Esas personas han delineado el camino, han puesto los procedimientos para recorrerlo en nuestras manos, han ofrecido testimonios extraordinariamente valiosos y nos han estimulado con sus anhelos de trascendencia.

Todo individuo puede emprender el camino de la realización. Nadie dijo jamás que fuera fácil ni cómodo, pero aquellos que lo han hollado nos han hecho saber que, aunque lleno de obstáculos, los frutos que reporta son incomparables.

ÍNDICE